张锡纯用药心法丛书

现代中医临床高级参考书
中医各家学说教学参考书

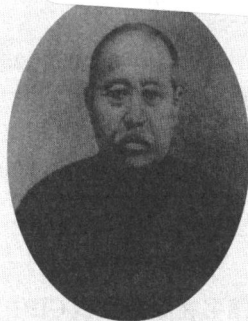

张锡纯用黄芪

主编 李成文

中国健康传媒集团
中国医药科技出版社

内 容 提 要

本书汇集张锡纯临证应用黄芪的理、法、方、药、医案与医话，辑黄芪方剂 51 首，医案 200 余则，医案涉及内、外、妇、儿等 70 余种病证。可作为中医各家学说辅导参考用书，也适合临床、文献研究者对张锡纯使用的药物进行专题研究参考之用，更适合中医各科临床工作者、中医爱好者系统研究学习张锡纯用药经验之用。

图书在版编目（CIP）数据

张锡纯用黄芪 / 李成文主编 . — 北京：中国医药科技出版社，2016.10
（张锡纯用药心法丛书）
ISBN 978-7-5067-8624-9

Ⅰ . ①张… Ⅱ . ①李… Ⅲ . ①黄芪 - 中药疗法 Ⅳ . ① R282.71

中国版本图书馆 CIP 数据核字（2016）第 195052 号

美术编辑 陈君杞

出版 **中国健康传媒集团** | 中国医药科技出版社
地址 北京市海淀区文慧园北路甲 22 号
邮编 100082
电话 发行：010 - 62227427 邮购：010 - 62236938
网址 www.cmstp.com
规格 710 × 1000mm $\frac{1}{16}$
印张 11
字数 129 千字
版次 2016 年 10 月第 1 版
印次 2022 年 11 月第 3 次印刷
印刷 三河市百盛印装有限公司
经销 全国各地新华书店
书号 ISBN 978-7-5067-8624-9
定价 **28.00 元**

获取新书信息、投稿、
为图书纠错，请扫码
联系我们。

编委会

前　言

　　张锡纯（1860~1933年）是清末民初著名医学家，学验俱丰。他从1918年到1933年历经15年时间，总结了自己学习、研究中医的心得体会与临床经验，编纂完成《医学衷中参西录》一书。内容包括医方、病证、药解、医论、医话随笔、伤寒等部分，还有大量详细记录其临证精华的医案夹杂其中。该书重视理论，阐发配伍，详述医案，活用经方，化裁古方，创制新方，擅长小方，精研药性，强调生用，善投大剂，喜用对药，注重用法，一经问世，即洛阳纸贵，对后世产生了巨大的影响。

　　《医学衷中参西录》采用方中夹案、病中夹案、药中夹案、论中夹案、医话随笔中夹案，方后附案、病后附案、药后附案、论后附案、医话随笔后附案，案中论方、案中论药、案中论病、案中论理，方中论病、方中论理、方中论药，药中论理、药中论方、药中论病、药后附案，论中夹药、论中夹方、论中夹病、论中夹案、论后附案，杂谈随笔其他中论理、杂谈随笔其他中论方、杂谈随笔其他中论药、杂谈随笔其他中夹案、杂谈随笔其他中附案等编写方法，因撰写时间跨度长达15年，体例不一，随写随刊，分五次出版，这导致同一内容分散于多个篇章，给后人系统阅读和掌握张锡纯的学术思想与临证用药心法带来了诸多不便。

　　本丛书共10本，其中9本分别从石膏、黄芪、山药、山茱萸、黄芪、桂（桂枝、肉桂）、赭石、姜、龙牡（龙骨、牡蛎）的角度来写，以药为纲，以点带面，将同一味中药在张锡纯行医的不同时期、分散在书中不同位置的相关应用收集到一起，包括功效、用法、配伍、相关方剂和医案，以期通过专药专题的形式学习张锡纯用药经验，实现对《医学衷中参西录》一书的全面梳理和学习。另外1本《张锡纯用小方》是以方为纲，以临证医案为核心，系统地总结了张锡纯用小方思路的特色，有利于学习与掌握其应用小方的配伍规律与用药经验。希望这种重构类编性质的编排方式，能够帮助读者对经典著作《医学衷中参西录》有一个清晰、系统、全面地认识，从而更好地学习和继承。

丛书遵从以经解经，内容完全出自《医学衷中参西录》一书，最大限度地反映张锡纯本人的经验论述，不添加任何现代人的观点和评价，希望读者读来能有原汁原味、酣畅淋漓的感觉。另外，凡入药成分涉及国家禁猎和保护动物的（如犀角、虎骨等），为保持古籍原貌，原则上不改。但在临床运用时，应使用相关的替代品。

承蒙中国医药科技出版社、《中医各家学说》精编教材编委会、中华中医药学会名医学术思想研究分会的大力支持，使本书得以付梓。

限于作者水平，不当之处敬请斧正。

李成文
于 2016 年孟夏

编写说明

本书是作者在长期研读《医学衷中参西录》及编纂《中医学术流派医案·张锡纯医案》的基础上，对张锡纯临证应用黄芪的理、法、方、药、医案与医话等进行全面梳理，分类归纳，总结药性功效，配伍规律，汇录方剂，集腋医案，纂成本书，四易其稿。以药为纲，以方为目，以临证医案为核心，涵盖内、外、妇、儿各科疾病。具体内容如下：

1. 药效与用法，包括性味、归经、功效、主治、配伍、剂量、用法、禁忌等。

2. 黄芪方剂分为组成、主治、加减、用法、方论等，按音序排列。方论涵盖经论、病机阐发、辨证思路、方义分析、用药心得、药药配伍、药方配伍、中西药配伍、药药鉴别、方方鉴别、证证鉴别、前人用药得失评价等。对少数没有方名的方剂根据具体情况给予新的方名，所加内容均注明"编者注"，以示区别。原方剂组成中无该药者，若随证加减中，应用该药极具特色者，也酌情选用。医案及论述中所用方剂没有药物组成者，为方便对原文的理解，均用括号注明原方剂药物组成、煎煮与应用方法、主治病证等。

3. 医案，汇集《医学衷中参西录》中全部应用黄芪的医案，包括张氏所治医案、其子与门徒所治医案、指导他人用药医案、他人用其方药所治医案，及张氏摘录历代名医应用黄芪的医案。非张氏所治医案均在案末注明"本案为他人所治，编者注"。出自不同章节的同一医案只取其一，于案后注明另一医案的出处，便于读者相互合参，有利于掌握其处方用药特点。

张锡纯用黄芪医案按内科、妇科、儿科、外科、五官科分类，14 岁及以下归入儿科。内科医案按肺病、心病、脾胃病、肝胆病、肾病、其他杂病排序；妇科医案按月经病、妊娠病、产后病、杂病排序；儿科医案参考内科排序；外科病医案按疮疡、瘰疬、疝气等排序。所有选录内容全部出自《医学衷中参西录》，只对原文归纳综合，并标明出处，不妄评其内容，使其能尽量原汁原味地反映张锡纯临证应用黄芪的心得。

4. 对于必须要说明的问题，采用加编者注的形式用括号标注。

本书系统总结了张锡纯应用黄芪的临证经验与心得，希望对进一步挖掘中医学宝库、提高临床疗效、发扬光大中医学具有重要的现实意义和深远的历史意义。

本书李成文及彭丽媛、康璐、吴新鹏编写前言、编写说明、第一章第一节、第三节，第二章计5万字；李娴编写第一章第二节、第三章计8万字。李成文通审全稿。

编 者

2016年孟夏

目 录

第一章　药效与用法

第一节　药性功效

　　黄芪性温，味微甘。能补气，兼能升气，善治胸中大气（即宗气，为肺叶阖辟之原动力）下陷。《神农本草经》谓主大风者，以其与发表药同用，能祛外风，与养阴清热药同用，更能息内风也。谓主痈疽、久败疮者，以其补益之力能生肌肉，其溃脓自排出也。表虚自汗者，可用之以固外表气虚。小便不利而肿胀者，可用之以利小便。妇女气虚下陷而崩带者，可用之以固崩带。为其补气之功最优，故推为补药之长，而名之曰芪也。（《医学衷中参西录·黄芪解》）

　　黄芪为气分之主药，能补气更能升气。辅以柴胡之升举，香附之宣通，阳气之抑遏者皆畅发矣。（《医学衷中参西录·治女科方·玉烛汤》）

　　《本经》黄芪原主大风，有透表之力，生用则透表之力益大，与自汗证不宜，其性升而能补，有膨胀之力，与满闷证不宜，今单用生黄芪两许，而两证皆愈，并心中怔忡亦愈，其义何居？答曰：黄芪诚有透表之力，气虚不能逐邪外出者，用于发表药中，即能得汗，若其阳强阴虚者，误用之则大汗如雨不可遏抑。惟胸中大气下陷，致外卫之气无所统摄而自汗者，投以黄芪则其效如神。至于证兼满闷而亦用之者，确知其为大气下陷，呼吸不利而作闷，非气郁而作闷也。至于心与肺同悬胸中，皆大气之所包举，大气升则心有所根据，故怔忡自止也。（《医学衷中参西录·黄芪解》）

用黄芪以升补大气。(《医学衷中参西录·治女科方·寿胎丸》)

黄芪温升补气,乃将雨时上升之阳气也。(《医学衷中参西录·黄芪解》)

重用黄芪以升补胸中大气,且能助气上升,上达脑中,而血液亦即可随气上注。惟其副作用能外透肌表,具有宣散之性,去渣重煎,则其宣散之性减,专于补气升气矣。(《医学衷中参西录·论脑贫血痿废治法答内政部长杨阶三先生》)

用黄芪以补胸中大气,大气壮旺,自能运化水饮,仲景所谓"大气一转其气乃散"也[《医学衷中参西录·答台湾严坤荣代友问痰饮治法》中也有同样论述:用黄芪以补胸中大气,大气壮旺,自能运化水饮,仲景所谓"大气一转,其气(指水饮之气)乃散"也。编者注]。(《医学衷中参西录·黄芪解》)

拙著(指《医学衷中参西录》。编者注)治大气下陷多重用生黄芪,取其补气兼能升气也。(《医学衷中参西录·人参解》)

方中(生黄芪六钱、知母三钱、柴胡一钱五分、桔梗一钱五分、升麻一钱;主治胸中大气下陷,气短不足以息。编者注)之义,以黄芪为主者,因黄芪既善补气,又善升气,且其质轻松中含氧气,与胸中大气有同气相求之妙用。惟其性稍热,故以知母之凉润济之。(《医学衷中参西录·大气诠》)

故方中(指醒脾升陷汤,编者注)用黄芪、白术、甘草以升补脾气,即用黄芪同寄生、续断以升补肝气……黄芪与寄生并用,又为填补大气之要药也。(《医学衷中参西录·治大气下陷方·醒脾升陷汤》)

黄芪为补肺脾之药,今先生用以补肝,竟能随手奏效,其义何居?答曰:同声相应,同气相求,孔子之言也。肝属木而应春令,其气温而性喜条达,黄芪之性温而上升,以之补肝原有同气相求之妙用。愚自临证以来,凡遇肝气虚弱不能条达,用一切补肝之药皆不效,重用黄芪为主,而少佐以理气之品,服之覆杯即见效验,彼谓肝虚无补法者,原非见道之言也。

《本经》谓黄芪主大风者,诚见其效。(《医学衷中参西录·黄芪解》)

故用黄芪以补肺之阳，山药以滋肺之阴。（《医学衷中参西录·石膏解》）

而气分若不足者，酌加生黄芪数钱。主治因心肺阳虚，致脾湿不升，胃郁不降，饮食不能运化精微，变为饮邪。（《医学衷中参西录·黄芪解》）

而黄芪生用，同干姜、桂枝又能补助心肺之阳，心肺阳足，如日丽中天，阴霾自开也。（《医学衷中参西录·黄芪解》）

况虚劳者多损肾，黄芪能大补肺气以益肾水之上源，使气旺自能生水。（《医学衷中参西录·黄芪解》）

故重用黄芪以补肝气。（《医学衷中参西录·黄芪解》）

黄芪之性热矣，有时转能去热。（《医学衷中参西录·黄芪解》）

黄芪不但能补气，用之得当，又能滋阴。（《医学衷中参西录·黄芪解》）

如此方（指阳和汤，编者注）重用黄芪补气分以生肌肉。（《医学衷中参西录·治疮科方·内托生肌散》）

黄芪之性，又善开寒饮。（《医学衷中参西录·黄芪解》）

黄芪之性，又善治肢体痿废。（《医学衷中参西录·黄芪解》）

黄芪之性，又善利小便。（《医学衷中参西录·黄芪解》）

黄芪升补之力，尤善治流产崩滞。（《医学衷中参西录·黄芪解》）

或问：参、芪、术皆为补气之品，予独谓其不能补助元气，是服之于元气毫无益乎？答曰：参、芪、术诸药皆补助后天气化之品，故救元气之将脱，但服补气药不足恃（喻嘉言谓：若气上脱者，但知重用人参，转令气高不返），惟以收敛之药为主，若萸肉、龙骨、牡蛎之类，而以补气之药辅之。其上脱者，宜抽以人参、赭石（人参得赭石能引气下行）；若阴虚不能系阳，更宜加熟地黄、生山药以滋阴。其下脱者，宜辅以人参、黄芪。（《医学衷中参西录·元气诠》）

而桂枝、黄芪并用，又善补少阳相火（即胆中寄生之相火）也。（《医

　　人参、黄芪皆补气兼能升气者也，然人参补气之力胜于黄芪；黄芪升气之力胜于人参。故大气陷而气分之根柢犹未伤者，当用黄芪；大气陷而气分之根柢兼伤损者，当用人参。是以气分虚极下陷者，升陷汤方后，曾注明酌加人参数钱也。(《医学衷中参西录·治大气下陷方·升陷汤》)

第二节　配伍

　　况地黄、知母诸凉药与黄芪温热之性相济，又为燮理阴阳调和寒热之妙品乎。(《医学衷中参西录·治女科方·玉烛汤》)

　　用知母以济黄芪之热，则药性和平，始能久服无弊。(《医学衷中参西录·黄芪解》)

　　故用麦芽生发肝气者，必与参芪诸药并用，而后有益无损。(《医学衷中参西录·治气血郁滞肢体疼痛方·培脾舒肝汤》)

　　用石膏者，因其凉而能散，其凉也能调黄芪之热。(《医学衷中参西录·治肺病方·黄芪膏》)

　　黄芪温升补气，乃将雨时上升之阳气也。知母寒润滋阴，乃将雨时四合之阴云也，二药并用，大具阳升阴应、云行雨施之妙。膏泽优渥，烦热自退，此不治之治也。况虚劳者多损肾，黄芪能大补肺气以益肾水之上源，使气旺自能生水，而知母又大能滋肺中津液，俾阴阳不至偏胜，而生水之功益普也。(《医学衷中参西录·黄芪解》)

　　当归为生血之主药，与黄芪并用，古名补血汤，因气旺血自易生，而黄芪得当归之濡润，又不至燥热也。(《医学衷中参西录·论脑贫血痿废治法答内政部长杨阶三先生》)

　　更加以当归之温滑，与黄芪并用，则气血双补。(《医学衷中参西录·黄芪解》)

　　干姜，味辛，性热。为补助上焦、中焦阳分之要药。为其味至辛，且具有宣通之力，与厚朴同用，治寒饮阻塞胃脘，饮食不化；与桂枝同用，治寒饮积于胸中，呼吸短气；与黄芪同用，治寒饮渍于肺中，肺痿咳嗽。(《医学衷中参西录·干姜解》)

而黄芪协同干姜、桂枝，又能补助心肺之阳，使心肺阳足，如日丽中天，阴霾自开。(《医学衷中参西录·答台湾严坤荣代友问痰饮治法》)

是以愚用桂枝汤时，恒加黄芪以补其胸中大气。(《医学衷中参西录·太阳病桂枝汤证》)

三棱气味俱淡，微有辛意；莪术味微苦，气微香，亦微有辛意，性皆微温，为化瘀血之要药。……若与参、术、芪诸药并用，大能开胃进食，调血和血。(《医学衷中参西录·三棱莪术解》)

三棱、莪术，若治陡然腹胁疼痛，由于气血凝滞者，可但用三棱、莪术，不必以补药佐之；若治瘀血积久过坚硬者，原非数剂所能愈，必以补药佐之，方能久服无弊。或用黄芪六钱，三棱、莪术各三钱，或减黄芪三钱，加野台参三钱，其补破之力皆可相敌，不但气血不受伤损，瘀血之化亦较速，盖人之气血壮旺，愈能驾驭药力以胜病也。(《医学衷中参西录·三棱莪术解》)

而莱菔子炒熟为末，每饭后移时服钱许，借以消食顺气，转不伤气，因其能多进饮食，气分自得其养也。若用以除满开郁，而以参、芪、术诸药佐之，虽多服、久服，亦何至伤气分乎。(《医学衷中参西录·莱菔子解》)

其人或有时喘，有时不喘，或感受寒凉病即反复者，此上焦之阳分虚也，宜治以《金匮》苓桂术甘汤，加干姜三钱，厚朴、陈皮各钱半，俾其药之热力能胜其寒，其饮自化而下行，从水道出矣。又有不但上焦之阳分甚虚，并其气分亦甚虚，致寒饮充塞于胸中作喘者，其脉不但弦细，且甚微弱，宜于前方中加生箭芪五钱，方中干姜改用五钱。(《医学衷中参西录·总论喘证治法》)

有痢久而清阳下陷者，其人或间作寒热，或觉胸中短气。当于治痢

药中，加生黄芪、柴胡以升清阳。(《医学衷中参西录·治痫方》)

此因黄芪协同升、柴，大能升举气化，胞系之了戾者，可因气化升举而转正也。(《医学衷中参西录·黄芪解》)

疮破后生肌不速者，加生黄芪、知母（但加黄芪恐失于热）。(《医学衷中参西录·治气血郁滞肢体疼痛方·活络效灵丹》)

又有乳香、没药、甘草化腐解毒，赞助黄芪以成生肌之功。(《医学衷中参西录·治疮科方·内托生肌散》)

天花粉，栝楼根也，色白而亮者佳，味苦微酸，性凉而润。清火生津，为止渴要药……又善通行经络，解一切疮家热毒，疗痈初起者，与连翘、山甲并用即消，疮疡已溃者，与黄芪、甘草（皆须用生者）并用，更能生肌排脓，即溃烂至深旁串他处，不能敷药者，亦可自内生长肌肉，徐徐将脓排出。(《医学衷中参西录·天花粉解》)

第三节　用法用量

一、黄芪生用

至黄芪必用生者，因生用则补中有宣通之力。(《医学衷中参西录·治疮科方·内托生肌散》)

二、用药剂量

拙拟有加味补血汤（生箭芪一两、当归五钱、龙眼肉五钱、真鹿角胶三钱、丹参三钱、明乳香三钱、明没药三钱、甘松二钱。编者注）、干颓汤（生箭芪五两、当归一两、枸杞子一两、山茱萸一两、生滴乳香三钱、生明没药三钱、真鹿角胶六钱。编者注），方中皆重用黄芪。凡脉弱无力而痿废者，多服皆能奏效。(《医学衷中参西录·黄芪解》)

因但将黄芪加重至四两（这是张锡纯治疗于遇顺中风用升陷汤：生黄芪六钱、知母三钱、柴胡一钱五分、桔梗一钱五分、升麻一钱；加白术、当归各三钱。

服两剂，诸病似皆稍愈，而脉象仍如旧。因将芪、术、当归、知母各加倍，升麻改用钱半，又加党参、天冬各六钱，连服三剂，口可出声而仍不能言，肢体稍能运动而不能步履，遂增加黄芪剂量。编者注），又加天花粉八钱，先用水六大盅将黄芪煎透去渣，再入他药，煎取清汤两大盅，分两次服下，又连服三剂，勉强可作言语，然恒不成句，人扶之可以移步。遂改用干颓汤，惟黄芪仍用四两……俾继服补脑振痿汤（生箭芪二两、当归八钱、龙眼肉八钱、杭萸肉五钱、胡桃肉五钱、䗪虫三枚、地龙三钱、生乳香三钱、生没药三钱、鹿角胶六钱、制马钱子末三分。编者注），嘱其若服之顺利，可多多服之，当有脱然痊愈之一日也。(《医学衷中参西录·论脑贫血痿废治法答内政部长杨阶三先生》)

三、应用禁忌

至黄芪……若炙之则一于温补，固于疮家不宜也。(《医学衷中参西录·治疮科方·内托生肌散》)

林屋山人《证治全生集》黄芪、甘草皆忌炙用。(《医学衷中参西录·治疮科方·内托生肌散》)

重用黄芪以升补胸中大气，……惟其副作用能外透肌表，具有宣散之性，去渣重煎，则其宣散之性减，专于补气升气矣。(《医学衷中参西录·论脑贫血痿废治法答内政部长杨阶三先生》)

盖上焦阴分不虚而后可受参、芪，下焦阴分不虚而后可受桂、附也。(《医学衷中参西录·驳方书贵阳抑阴论》)

吐衄证最忌黄芪、升、柴、桔梗诸药，恐其能助气上升血亦随之上升也。(《医学衷中参西录·论吐血衄血之原因及治法》)

而芪术并用，易生胀满也。(《医学衷中参西录·治大气下陷方·升陷汤》)

第二章 方 剂

安冲汤

［**组成**］白术炒，六钱　生黄芪六钱　生龙骨捣细，六钱　生牡蛎捣细，六钱
大生地六钱　生杭芍三钱　海螵蛸捣细，四钱　茜草三钱　川续断四钱

［**主治**］治妇女经水行时多而且久，过期不止或不时漏下。（《医学衷中参西录·治女科方·安冲汤》）

补脑振痿汤

［**组成**］生箭芪二两　当归八钱　龙眼肉八钱　杭萸肉五钱　胡桃肉五钱
䗪虫三枚大者　地龙去净土，三钱　生乳香三钱　生没药三钱　鹿角胶六钱　制
马钱子末三分

［**主治**］治肢体痿废偏枯，脉象极微细无力，服药久不愈者。

［**用法**］共药十一味，将前九味煎汤两盅半，去渣，将鹿角胶入汤
内融化，分两次送服制马钱子末一分五厘。

此方于前方（指干颓汤，编者注）之药独少枸杞，因胡桃肉可代枸杞
补肾，且有强健筋骨之效也。又尝阅《沪滨医报》，谓脑中血管及神经
之断者，地龙能续之。愚则谓必辅以䗪虫，方有此效。盖蚯蚓（即地龙）
善引，䗪虫善接（断之能自接），二药并用能将血管神经之断者引而接
之，是以方中又加此二味也。加制马钱子者，以其能动神经使灵活也。
此方与前方若服之觉热者，皆可酌加天花粉、天冬各数钱。制马钱子法
详三期七卷振颓丸下。（《医学衷中参西录·论脑贫血痿废治法答内政部长杨

阶三先生》)

补偏汤

[**组成**] 生黄芪一两五钱　当归五钱　天花粉四钱　天冬四钱　甘松三钱
生明乳香三钱　生明没药三钱

[**主治**] 治偏枯。

[**加减**] 初服此汤时，宜加羌活二钱、全蜈蚣一条（焙焦研服），以祛风通络，三四剂后去之。脉大而弦硬者，宜加山萸肉（核皆去净）、生龙骨、生牡蛎各数钱，至脉见和软后去之。服之觉闷者，可佐以疏通之品，如丹参、生鸡内金（捣细）、陈皮、白芥之类，凡破气之药皆不宜用。觉热者，可将花粉、天冬加重，热甚者可加生石膏数钱，或至两许。试观《金匮》治热瘫痫有风引汤，方中石膏与寒水石并用，《千金》小续命汤为六经中风之通剂，去附子，加石膏、知母名白虎续命汤，古法可考也。觉凉者，宜去花粉、天冬；凉甚者加附子、肉桂（捣细冲服）。

[**方论**] 偏枯之证，因其胸中大气虚损，不能充满于全身，外感之邪即于其不充满之处袭之经络，闭塞血脉，以成偏枯之证。病在左者，宜用鹿茸（汤浸兑服）、鹿角（锉细炙服），或鹿角胶（另炖同服）作引。病在右者，宜用虎骨（锉细炙服）或虎骨胶（另炖同服）作引（作引之理详第四卷活络效灵丹下）。

审是则偏枯之根源，非必由中风。而其初发之机，大抵皆由中风，特中风有轻重，轻者人自不觉有外感耳。

或又问曰：王氏之论既非吻合，而用其补阳还五汤者何以恒多试验？答曰：王氏之补阳还五汤以补气为主，故重用黄芪四两为君，而《神农本经》黄芪原主大风。许胤宗治中风不醒，不能进药者，用黄芪、防风数斤，煮汤乘热置病人鼻下熏之，病人即醒，则黄芪善治风可知。由是观之，王氏之论非吻合，王氏之方实甚妥善也。且治偏枯当补气分，亦非王氏之创论也。《金匮》治风痹身体麻木，有黄芪五物汤，方中亦以黄芪为君，实王氏补阳还五汤之权舆也。

或问：偏枯之证既有外感袭入经络，闭塞血脉，子方中复有时加龙骨、牡蛎、萸肉收涩之品其义何居？答曰：龙骨敛正气而不敛邪气，此徐灵胎注《本经》之言，诚千古不刊之名论也。而愚则谓龙骨与牡蛎同用，不惟不敛邪气，转能逐邪气使之外出，陈修园谓龙属阳而潜于海，故其骨能引逆上之火、泛滥之水下归其宅。若与牡蛎同用，为治痰之神品。而愚则谓龙骨、牡蛎同用，最善理关节之痰。凡中风者，其关节间皆有顽痰凝滞，是以《金匮》风引汤治热瘫痫，而龙骨、牡蛎并用也。不但此也，尝诊此证，左偏枯者其左脉必弦硬，右偏枯者其右脉必弦硬。夫弦硬乃肝木生风之象，其内风兼动，可知龙骨、牡蛎大能宁静内风，使脉之弦硬者变为柔和。（《医学衷中参西录·治肢体痿废方·补偏汤》）

补血汤

[**组成**] 生箭芪一两　当归三钱

[**主治**] 脑贫血。

[**加减**] 不受温补者，加生地、玄参各四钱。素畏寒凉者，加熟地六钱，干姜三钱。胸有寒饮者，加干姜三钱，广陈皮二钱。呼吸短气者，加柴胡、桔梗各二钱。

[**方论**] 脑贫血者，其脑中血液不足，与脑充血之病正相反也。其人常觉头重目眩、精神昏愦，或面黄唇白，或呼吸短气，或心中怔忡，其头与目或间有作疼之时，然不若脑充血者之胀疼，似因有收缩之感觉而作疼。其剧者亦可猝然昏仆，肢体颓废或偏枯。其脉象微弱，或至数兼迟。西人但谓脑中血少，不能荣养脑筋，以致脑失其司知觉、司运动之功能。然此证但用补血之品，必不能愈。《内经》则谓"上气不足，脑为之不满"。此二语实能发明脑贫血之原因，并已发明脑贫血之治法。盖血生于心，上输于脑（心有四血脉管通脑）。然血不能自输于脑也。

《内经》之论宗气也，谓宗气积于胸中，以贯心脉，而行呼吸，由此知胸中宗气，不但为呼吸之中枢，而由心输脑之血脉管亦以之为中枢。今合《内经》两处之文参之，知所谓上气者，即宗气上升之气也，所谓上气不足脑为之不满者，即宗气不能贯心脉以助之上升，则脑中气血皆不足也。然血有形而气无形，西人论病皆从实验而得，故言血而不言气也。因此知脑贫血治法固当滋补其血，尤当峻补其胸中宗气，以助其血上行。持此以论古方，则补血汤重用黄芪以补气，少用当归以补血者，可为治脑贫血之的方矣。今录其方于下，并详论其随证宜加之药品。

（《医学衷中参西录·论脑贫血治法》）

大黄连芪汤

[组成] 大黄三钱　黄连二钱　生箭芪三钱

[用法] 前二味，用麻沸汤渍取清汤多半盅，后一味，煮取浓汤少半盅，混合作一次温服。

[方论] 附子泻心汤（大黄二两，黄连、黄芩各一两，附子一枚；主治心下痞。编者注）之方虽妙，然为其大寒大热并用，医者恒不敢轻试。而愚对于此方原有变通之法，似较平易易用。其方无他，即用黄芪以代附子也。盖太阳之腑原有二，一在膀胱，一在胸中（于六经总论中曾详言其理），而胸中所积之大气，实与太阳外表之卫气有息息密切之关系。气原属阳，胸中大气一虚，不但外卫之气虚不能固摄，其外卫之阳，亦遂因之衰微而不能御寒，是以汗出而且恶寒也。用黄芪以补助其胸中大气，则外卫之气固，而汗可不出，即外卫之阳亦因之壮旺而不畏寒矣。盖用附子者，所以补助太阳下焦之腑；用黄芪者所以补助太阳上焦之腑，二腑之气化原互相流通也。爰审定其方于下，以备采用。

或问：凡人脏腑有瘀，恒忌服补药，因补之则所瘀者益锢闭也，今此证既心下瘀而作痞，何以复用黄芪以易附子乎？答曰：凡用药开瘀，将药服下必其脏腑之气化能运行，其破药之力始能奏效，若但知重用破药以破瘀，恒有将其气分破伤而瘀转不开者，是以人之有瘀者，固忌服补气之药，而补气之药若与开破之药同用，则补气之药转能助开破之药，俾所瘀者速消。（《医学衷中参西录·太阳病附子泻心汤证》）

大青龙汤方

[组成]麻黄_{去节，六两} 桂枝_{去皮，二两} 甘草_{炙，二两} 杏仁_{去皮尖，五十}个 生姜_{切，三两} 大枣_{擘，十二枚} 石膏_{如鸡子大碎（如鸡子大当有之今之三两）}

[用法]上七味，以水九升，先煮麻黄减二升，去上沫，纳诸药，煮取三升，去滓，温服一升，取微似汗，汗出多者温粉扑之。一服汗者，停后服。汗多亡阳遂虚，恶风烦躁，不得眠也。

[方论]按：此大青龙汤所主之证，原系胸中先有蕴热，又为风寒锢其外表，致其胸中之蕴热有蓄极外越之势。而其锢闭之风寒，而犹恐芍药苦降酸敛之性，似于发汗不宜，而代以石膏，且多用之以厚其力，其辛散凉润之性，既能助麻、桂达表，又善化胸中蕴蓄之热为汗，随麻、桂透表而出也，为有云腾致雨之象，是以名为大青龙也。至于脉微弱，汗出恶风者，原系胸中大气虚损，不能固摄卫气，即使有热亦是虚阳外浮，若误投以大青龙汤，人必至虚者益虚，其人之元阳因气分虚极而欲脱，遂致肝风萌动而筋惕肉瞤也。夫大青龙汤既不可用，遇此证者自当另有治法，拟用生黄芪、生杭芍各五钱，麻黄钱半，煎汤一次服下，此用麻黄以逐其外感，黄芪以补其气虚，芍药以清其虚热也。为方中有黄芪以补助气分，故麻黄仍可少用也。若其人已误服大青龙汤，而大汗亡阳，筋惕肉者，宜去方中麻黄加净萸肉一两。

其三十九节原文云：伤寒，脉浮缓，身不疼但重，乍有轻时，无少阴证者，大青龙汤发之。细思此节之文，知所言之证原系温病，而节首冠以"伤寒"二字者，因中风、温病在本书之定例，均可名为伤寒也。凡外感之脉多浮，以其多兼中风也。前节言伤寒脉浮紧，是所中者为凛冽之寒风，是中风兼伤寒也。后节言伤寒脉浮缓，知所中者非凛冽之寒风，当为柔和之温风，既中柔和之温风，则即成风温矣。是以病为伤寒必胸中烦躁而后可用石膏，至温病其胸中不烦躁，亦恒可用石膏，且其身不疼但重，伤寒第六节温病提纲中，原明言身重此明征也。况其证乍有轻时，若在伤寒必不复重用石膏，惟温病虽有轻时，亦可重用石膏。又伤寒初得有少阴证，若温病则始终无少阴证（少阴证有寒有热，此言无少阴证，指少阴之寒证而言，少阴寒证断不可用大青龙汤，至少阴热证，原为伏气化热窜入少阴，虽在初得亦可治以大青龙汤，此又不可不知），此尤不为伤寒而为温病之明也。由此观之，是此节原为治温病者说法，欲其急清燥热以存真阴为先务也。至愚用此方治温病时，恒以薄荷代方中桂枝，尤为稳妥。

凡发汗所用之药，其或凉或热，贵与病适宜。其初得病寒者宜用热药发其汗，初得病热者宜用凉药发其汗。如大青龙汤证，若投以麻黄汤则以热济热，恒不能出汗，即或出汗其病不惟不解，转益增烦躁，惟于麻、桂汤中去芍药，重加石膏多于麻、桂数倍，其凉润轻散之性，与胸中之烦躁化合自能作汗，矧有麻黄之善透表者以助之，故服后覆杯之顷，即可周身得汗也。曾治一人，冬日得伤寒证，胸中异常烦躁，医者不识为大青龙汤证，竟投以麻黄汤，服后分毫无汗，胸中烦躁益甚，自觉屋隘莫能容，诊其脉洪滑而浮，治以大青龙汤，为加天花粉八钱，服后五分钟，周身汗出如洗，病若失。

或问：服桂枝汤者，宜微似有汗，不可令如水流漓，病必不除，服麻黄汤者，复取微似汗，知亦不可令汗如水流漓也。今于大青龙汤中加花粉，服汤后竟汗出如洗而病若失者何也？答曰：善哉问也，此中原有妙理，非此问莫能发之。凡伤寒、温病，皆忌伤其阴分，桂枝汤证与麻黄汤证，禁过发汗者恐伤其阴分也。至大青龙汤证，其胸中蕴有燥热，得重量之石膏则化合而为汗，其燥热愈深者，化合之汗愈多，非尽量透发于外，其燥热即不能彻底清肃，是以此等汗不出则已，出则如时雨沛然莫可遏抑。盖麻黄、桂枝等汤，皆用药以祛病，得微汗则药力即能胜病，是以无事过汗以伤阴分。至大青龙汤乃合麻、桂为一方，又去芍药之酸收，益以石膏之辛凉，其与胸中所蕴之燥热化合，犹如治红之铁沃之以水，其热气自然蓬勃四达，此乃调燮其阴阳，听其自汗，此中精微之理，与服桂枝、麻黄两汤不可过汗者，迥不侔也。

或问：大青龙汤证，当病之初得何以胸中即蕴此大热？答曰：此伤寒中伏气化热证也（温病中有伏气化热，伤寒中亦有伏气化热）。因从前所受外寒甚轻，不能遽病，惟伏藏于三焦脂膜之中，阻塞升降之气化，久而化热，后又因薄受外感之激动，其热陡发，窜入胸中空旷之府，不汗出而烦躁，夫胸中原为太阳之府（胸中及膀胱皆为太阳之腑，其理详六经总论中），为其犹在太阳，是以其热虽甚而仍可汗解也。（《医学衷中参西录·太阳病大青龙汤证》）

干颓汤

[**组成**] 生箭芪五两　当归一两　甘枸杞果一两　净杭萸肉一两　生滴乳香三钱　生明没药三钱　真鹿角胶捣碎，六钱

[**主治**] 治肢体痿废，或偏枯，脉象极微细无力者。

[**用法**] 先将黄芪煎十余沸，去渣；再将当归、枸杞、萸肉、乳香、没药入汤同煎十余沸，去渣，入鹿角胶末融化，取汤两大盅，分两次温饮下。

[**方论**] 方中之义，重用黄芪以升补胸中大气，且能助气上升，上达脑中，而血液亦即可随气上注。惟其副作用能外透肌表，具有宣散之性，去渣重煎，则其宣散之性减，专于补气升气矣。当归为生血之主药，与黄芪并用，古名补血汤，因气旺血自易生，而黄芪得当归之濡润，又不至燥热也。萸肉性善补肝，枸杞性善补肾，肝肾充足，元气必然壮旺。元气者胸中大气之根也（元气为祖气，大气为宗气，先祖而后宗，故宗气以元气为根，一先天一后天也），且肝肾充足则自脊上达之督脉必然流通，督脉者又脑髓神经之根也。且二药皆汁浆稠润，又善赞

助当归生血也。用乳香、没药者，因二药善开血痹，血痹开则痿废者久瘀之经络自流通矣。用鹿角胶者，诚以脑既贫血，其脑髓亦必空虚，鹿之角在顶，为督脉之所发生，是以其所熬之胶善补脑髓，脑髓足则脑中贫血之病自易愈也。此方服数十剂后，身体渐渐强壮，而痿废仍不愈者，可继服后方。(《医学衷中参西录·论脑贫血痿废治法答内政部长杨阶三先生》)

固冲汤

[**组成**] 白术炒，一两　生黄芪六钱　龙骨煅捣细，八钱　牡蛎煅捣细，八钱
萸肉去净核，八钱　生杭芍四钱　海螵蛸捣细，四钱　茜草三钱　棕边炭二钱
五倍子轧细药汁送服，五分

[**主治**] 治妇女血崩。

[**加减**] 脉象热者，加大生地一两。凉者，加乌附子三钱。大怒之后，因肝气冲激血崩者，加柴胡二钱。若服两剂不愈，去棕边炭，加真阿胶五钱，另炖同服。服药觉热者宜酌加生地。

[**方论**] 从前之方，龙骨、牡蛎皆生用，其理已详于理冲丸下。此方独用煅者，因煅之，则收涩之力较大，欲借之以收一时之功也。(《医学衷中参西录·治女科方·固冲汤》)

和血息风汤

[**组成**] 当归一两　生黄芪六钱　真阿胶不炒，四钱　防风三钱　荆芥三钱
川芎三钱　生杭芍二钱　红花一钱　生桃仁带皮尖钱半捣

[**主治**] 治产后受风发搐。

[**方论**] 此方虽治产后受风，而实以补助气血为主。盖补正气，即所以逐邪气，而血活者，风又自去也（血活风自去方书成语）。若产时下血过多或发汗过多，以致发搐者，此方仍不可用，为其犹有发表之药也。当滋阴养血，以荣其筋，熄其内风，其搐自止。若血虚而气亦虚

者，又当以补气之药辅之。而补气之药以黄芪为最，因黄芪不但补气，实兼能治大风也（《本经》谓黄芪主大风）。

《傅青主女科》曰：产后气血暴虚，百骸少血濡养，忽然口紧牙紧，手足筋脉拘搐，类中风痫痉，虽虚火泛上有痰，皆当以末治之。勿执偏门，而用治风消痰方，以重虚产妇也。当用生化汤，加参、芪以益其气。又曰，产后妇人，恶寒恶心，身体颤动，发热作渴，人以为产后伤寒也，谁知其气血两虚，正不敌邪而然乎。大抵人之气不虚，则邪断难入。产妇失血过多，其气必大虚，气虚则皮毛无卫，邪原易入。不必户外之风来袭体也，即一举一动，风可乘虚而入。然产后之风，易入亦易出，凡有外感之邪，俱不必祛风。况产后之恶寒者，寒由内生也。发热者，热由内弱也。身颤者，颤由气虚也。治其内寒外寒自散，治其内弱外热自解，壮其元气而身颤自除也。

按：傅氏之论甚超。特其虽有外感，不必祛风二句，不无可议。夫产后果有外感，原当治以外感之药，惟宜兼用补气生血之药，以辅翼之耳。若其风热已入阳明之腑，表里俱热，脉象洪实者，虽生石膏亦可用。故《金匮》有竹皮大丸，治妇人乳中虚，烦乱呕逆，方中原有石膏。《神农本经》石膏治产乳，原有明文，特不宜与知母并用。又宜仿白虎加人参汤之意，重用人参，以大补元气。更以玄参代知母，始能托邪外出。则石膏之寒凉，得人参之温补，能逗留胃中，以化燥热，不至直趋下焦，而与产妇有碍也。拙拟仙露汤（在第六卷）后曾详论之，且有名医治验之案可参观。（《医学衷中参西录·治女科方·和血息风汤》）

黄芪膏

[**组成**] 生箭芪四钱　生石膏捣细，四钱　鲜茅根切碎如无鲜者，可用干者二钱代之，四钱　粉甘草细末，二钱　生怀山药细末，三钱　净蜂蜜一两

[**主治**] 治肺有痨病，薄受风寒即喘嗽，冬时益甚者。

[**用法**] 上药六味，先将黄芪、石膏、茅根煎十余沸去渣，澄取清

汁二杯，调入甘草、山药末同煎，煎时以箸搅之，勿令二末沉锅底，一沸其膏即成。再调入蜂蜜，令微似沸，分三次温服下，一日服完，如此服之，久而自愈。然此乃预防之药，喘嗽未犯时，服之月余，能拔除病根。

[**方论**] 肺胞之体，原玲珑通彻者也。为其玲珑通彻，故其阖辟之机，而司呼吸之气。其阖辟之机无碍，即呼吸之气自如也。有时肺脏有所损伤，其微丝血管及肺胞涵津液之处，其气化皆湮淤凝滞，致肺失其玲珑之体，即有碍于阖辟之机，呼吸即不能自如矣。然当气候温和时，肺叶舒畅，呼吸虽不能自如，犹不至甚剧。有时薄受风寒，及令届寒之时，肺叶收缩则瘀者益瘀，能阖而不能辟，而喘作矣。肺中之气化，瘀而且喘，痰涎壅滞，而嗽亦作矣。故用黄芪以补肺之阳，山药以滋肺之阴，茅根以通肺之窍，俾肺之阴阳调和，窍络贯通，其阖辟之力自适均也。用石膏者，因其凉而能散，其凉也能调黄芪之热，其散也能助茅根之通也。用甘草者，因其味甘，归脾益土，即以生金也。用蜂蜜者，因其甘凉滑润，为清肺润肺、利痰宁嗽之要品也。

茅根不但中空，周遭戕上兼有十余小孔，乃通体玲珑之物，与肺胞之形体大有相似，故善通肺胞之窍络。又治病之法，当兼取对宫之药，茅根系萑苇之属，于卦为震，禀初春少阳之气，升而能散，原肺脏对宫，肝家之药也。夫肺金主敛，肝木主散，此证因肺金之敛太过，故用茅根导引肝木之气，入肺以宣散之，俾其阖辟之机自若，而喘嗽均不作矣。

或问：凡药之名膏者，皆用其药之原汁，久而熬炼而成膏。今仅取黄芪、石膏、茅根之清汁，而调以山药、甘草之末与蜜，以成膏者何以？答曰：古人煎药，皆有火候，及药之宜先入、后入，或浸水掺入，及药之宜汤、宜膏、宜丸、宜散之区别，然今人不讲久矣。如此方黄芪、茅根过炼，则宣通之力微；石膏过炼，则清凉之力减，此三味所以不宜熬膏也。然犹恐药入胃之后，由中焦而直趋下焦，其力不能灌注于肺，故加山药、蜂蜜之润而黏，甘草之和而缓者，调入成膏。使人服之，能留恋胃中不遽下，俾其由胃输脾，由脾达肺也。

或曰：调之成膏者，恃山药、蜂蜜也。至甘草何不与黄芪、石膏同煎取汁，而亦为末调入？答曰：西人谓甘草微有苛（苛即薄荷）辣之味，煎之则甘味减，而苛辣之味转增。是以西人润肺之甘草水，止以开水浸水，取其味甘，且清轻之气上升也。此方将甘草调入汤中，此煎一沸，亦犹西人作甘草水之意也。（《医学衷中参西录·治肺病方·黄芪膏》）

黄芪桃红汤

[**组成**] 方用生黄芪半斤　带皮尖生桃仁捣碎，三钱　红花二钱

[**用法**] 水煎服。

[**方论**]《医林改错》治产后风，有黄芪桃红汤。

按：产后风项背反张者，此方最效。（《医学衷中参西录·治女科方·和血息风汤》）

回阳升陷汤

[**组成**] 生黄芪八钱　干姜六钱　当归身四钱　桂枝尖三钱　甘草一钱

[**主治**] 治心肺阳虚，大气又下陷者。其人心冷、背紧、恶寒，常觉短气。

[**方论**] 周身之热力，借心肺之阳，为之宣通，心肺之阳，尤赖胸中大气，为之保护。大气一陷，则心肺阳分素虚者，至此而益虚，欲助心肺之阳，不知升下陷之大气，虽日服热药无功也。（《医学衷中参西录·治大气下陷方·回阳升陷汤》）

活络祛寒汤

[**组成**] 生黄芪五钱　当归四钱　丹参四钱　桂枝尖二钱　生杭芍三钱

生明乳香四钱　生明没药四钱　生姜三钱

[**主治**] 治经络受寒，四肢发搐，妇女多有此证。

[**加减**] 寒甚者，加干姜三钱。

[**方论**] 证寒在经络，不在脏腑。经络多行于肌肉之间，故用黄芪之温补肌肉者为君，俾其形体壮旺，自能胜邪。又佐以温经络、通经络诸药品，不但能祛寒，且能散风，此所谓血活风自去也。风寒既去，血脉活泼，其搐焉有不止者乎？（《医学衷中参西录·治气血郁滞肢体疼痛方·活络祛寒汤》）

加味补血汤

[**组成**] 生箭芪一两　当归五钱　龙眼肉五钱　真鹿角胶另炖同服，三钱
丹参三钱　明乳香三钱　明没药三钱　甘松二钱

[**主治**] 治身形软弱，肢体渐觉不遂，或头重目眩，或神昏健忘，或觉脑际紧缩作疼，甚或昏仆移时苏醒致成偏枯，或全身痿废，脉象迟弱，内中风证之偏虚寒者（肝过盛生风，肝虚极亦可生风），此即西人所谓脑贫血病也。

[**加减**] 服之觉热者，酌加天花粉、天冬各数钱。觉发闷者，加生鸡内金钱半或二钱。服数剂后，若不甚见效，可用所煎药汤送服麝香二厘或真冰片半分亦可。若服后仍无甚效，可用药汤，送制好马钱子二分。

[**用法**] 久服此汤当愈。

[**方论**] 脑充血者，其脑中之血过多，固能伤其脑髓神经。脑贫血者其脑中之血过少，又无以养其脑髓神经。是以究其终极，皆可使神经失其所司也。古方有补血汤，其方黄芪、当归同用，而黄芪之分量，竟四倍于当归，诚以阴阳互为之根，人之气壮旺者，其血分自易充长。况人之脑髓神经，虽赖血以养之，尤赖胸中大气上升以斡旋之。是以《内经》谓"上气不足，脑为之不满，耳为之苦鸣，头为之倾，目为之眩"。

所谓上气者，即胸中大气上升于脑中者也。因上气不足，血之随气而注于脑者必少，而脑为之不满，其脑中贫血可知。且因上气不足，不能斡旋其神经，血之注于脑者少，无以养其神经，于是而耳鸣、头倾、目眩，其人可忽至昏仆可知。由此知因脑部贫血以成内中风证者，原当峻补其胸中大气，俾大气充足，自能助血上升，且能斡旋其脑部，使不至耳鸣、头倾、目眩也。是以此方不以当归为主药，而以黄芪为主药也。用龙眼肉者，因其味甘色赤，多含津液，最能助当归以生血也。用鹿角胶者，因鹿之角原生于头顶督脉之上，督脉为脑髓之来源，故鹿角胶之性善补脑髓。凡脑中血虚者，其脑髓亦必虚，用之以补脑髓，实可与补血之药相助为理也。用丹参、乳香、没药者，因气血虚者，其经络多瘀滞，此于偏枯痿废亦颇有关系，加此通气活血之品，以化其经络之瘀滞，则偏枯痿废者自易愈也。用甘松者，为其能助心房运动有力，以多输血于脑，且又为调养神经之要品，能引诸药至脑以调养其神经也。用麝香、梅片者，取其香能通窍以开闭也。用制过马钱子者，取其能动脑髓神经使之灵活也。

　　按：甘松，即西药中之缬草，此系东人之名。西人则名为拉底克斯瓦洛兰内。其气香，味微酸。《神农本草经》谓其治暴热、火疮、赤气、疥瘙、疽痔、马鞍、热气。《名医别录》谓其治痈肿、浮肿、结热、风痹、不足、产后痛。甄权谓其治毒风，瘰疬，破多年凝血，能化脓为水，产后诸病，止腹痛、余疹、烦渴。大明谓其除血气心腹痛、破结、催生、落胞、血晕、鼻血、吐血、赤白带下、眼障膜、丹毒、排脓、补痿。西人则以为兴奋之品，善治心脏麻痹、霍乱转筋。东人又以为镇静神经之特效药，用治癫狂、痫痉诸病。盖为其气香，故善兴奋心脏，使不至于麻痹，而其馨香透窍之力，亦自能开痹通瘀也。为其味酸，故能保安神经，使不至于妄行，而酸化软坚之癥结，又自能化多年之结，使尽消融也。至于其能补痿，能治霍乱转筋者，即心脏不麻痹，神经不妄行之功效外著者也。孰谓中西医理不相贯通哉？（《医学衷中参西录·治内

加味桂枝代粥汤

[**组成**] 桂枝尖_{三钱}　生杭芍_{三钱}　甘草_{钱半}　生姜_{三钱}　大枣_{掰开，三枚}
生黄芪_{三钱}　知母_{三钱}　防风_{二钱}

[**主治**] 治伤寒有汗。

[**用法**] 煎汤一茶盅，温服，覆被令一时许，遍身微似有汗者益佳。不可如水流漓，病必不除。禁生冷、黏滑、肉面、五辛、酒酪及臭恶等物。

[**方论**] 桂枝汤为治伤风有汗之方。释者谓风伤营则有汗，又或谓营分虚损即与外邪相感召。斯说也，愚尝疑之。人之营卫，皆为周身之外廓。卫譬则郭也，营譬则城也，有卫以为营之外围，外感之邪，何能越卫而伤营乎？盖人之胸中大气，息息与卫气相关，大气充满于胸中，则饶有吸力，将卫气吸紧，以密护于周身，捍御外感，使不得着体，即或着体，亦止中于卫，而不中于营，此理固显然也。有时胸中大气虚损，不能吸摄卫气，卫气散漫，不能捍御外邪，则外邪之来，直可透卫而入营矣。且愚临证实验以来，凡胸中大气虚损，或更下陷者，其人恒大汗淋漓，拙拟升陷汤（在第四卷）下，载有数案，可参观也。是知凡桂枝汤证，皆因大气虚损，其汗先有外越之机，而外邪之来，又乘卫气之虚，直透营分，扰其营中津液，外泄而为汗也。究之，风寒原不相离，即系伤风，其中原挟有寒气，若但中于卫则亦能闭汗矣。故所用桂枝汤中，不但以祛风为务，而兼有散寒之功也。

陈古愚曰："桂枝辛温，阳也。芍药苦平，阴也。桂枝又得生姜之辛，同气相求，可恃之调周身之阳气。芍药而得大枣、甘草之甘苦化合，可恃之以滋周身之阴液。既取大补阴阳之品，养其汗源，为胜邪之本，又啜粥以助之，取水谷之津以为汗，汗后毫不受伤，所谓立身于不败之地，以图万全也。"

按：此解甚超妙，而于啜粥之精义，犹欠发挥。如谓取水谷之津以为汗，而人无伤损，他发汗药何以皆不啜粥？盖桂枝汤所主之证，乃外感兼虚之证，所虚者何？胸中大气是也。《内经》曰："谷始入于胃，其精微者，先出于胃之两焦，以溉五脏，而其大气之抟而不行者，积于胸中，命曰气海。"由斯观之，大气虽本于先天，实赖后天水谷之气培养而成。桂枝汤证，既因大气虚损，致卫气漫散，邪得越卫而侵营，故于服药之后，即啜热粥，能补助胸中大气以胜邪，兼能宣通姜、桂以逐邪，此诚战则必胜之良方也。乃后世医者忽不加察，虽用其方，多不啜粥，致令服后无效，病转深陷，故王清任《医林改错》深诋桂枝汤无用，非无用也，不啜粥故也。是以愚用此方时，加黄芪升补大气，以代粥补益之力，防风宣通营卫，以代粥发表之力，服后啜粥固佳，即不啜粥，亦可奏效。而又恐黄芪温补之性，服后易至生热，故又加知母，以预为之防也。(《医学衷中参西录·治伤寒方·加味桂枝代粥汤》)

加味黄芪五物汤

[组成] 生箭芪一两　於术五钱　当归五钱　桂枝尖三钱　秦艽三钱　广陈皮三钱　生杭芍五钱　生姜五片

[主治] 治历节风证，周身关节皆疼，或但四肢作疼，足不能行步，手不能持物。

[加减] 热者加知母，凉者加附子，脉滑有痰者加半夏。

[方论]《金匮》桂枝芍药知母汤，治历节风之善方也。而气体虚者用之，仍有不效之时，以其不胜麻黄、防风之发也。今取《金匮》治风痹之黄芪五物汤，加白术以健脾补气，而即以逐痹(《神农本草经》逐寒湿痹)。当归以生其血，血活自能散风(方书谓血活风自去)。秦艽为散风之润药，性甚和平，祛风而不伤血。陈皮为黄芪之佐使，而其里白似肌肉，外红似皮肤，筋膜似脉络，棕眼似毛孔，又能引肌肉经络之风达皮肤由毛孔而出也。广橘红其大者皆柚也，非橘也。《神农本草经》原

橘柚并称，故用于药中，橘、柚似无须分别（他处柚皮不可入药）。且名为橘红，其实皆不去白，诚以原不宜去也。(《医学衷中参西录·治内外中风方·加味黄芪五物汤》)

加味理中地黄汤

[组成] 熟地五钱　焦白术三钱　当归　党参　炙芪　补骨脂炒捣　枣仁炒捣　枸杞各二钱　炮姜　萸肉去净核　炙草　肉桂各一钱　生姜三片　红枣擘开,三枚　胡桃用仁,二个,打碎为引　仍用灶心土（代以灶圹土）二两,煮水煎药。取浓汁一茶杯,加附子五分,煎水搀入

[加减] 如咳嗽不止者，加米壳、金樱子各一钱。如大热不退者，加生白芍一钱。泄泻不止，去当归加丁香七粒。隔二三日，止用附子二三分。盖因附子大热，中病即宜去之。如用附子太多，则大小便闭塞不出。如不用附子，则脏腑沉寒，固结不开。若小儿虚寒至极，附子又不妨用一二钱。若小儿但泻不止，或微见惊搐，尚可受药吃乳便利者，并不必服逐寒荡惊汤，只服此汤一剂，而风定神清矣。若小儿尚未成慢惊，不过昏睡发热，或有时热止，或昼间安静，夜间发热，均宜服之。若新病壮实之小儿，眼红口渴者，乃实火之证，方可暂行清解。但果系实火，必大便闭结，气壮声洪，且喜多饮凉水。若吐泻交作，则非实火可知。此方补造化阴阳之不足，有起死回生之功。倘大虚之后，服一剂无效，必须大剂多服为妙。方书所谓天吊风、慢脾风皆系此证。

[用法] 量小儿大小，分数次灌之。

[方论] 按：此原方加减治泻不止者，但加丁香，不去当归。而当归最能滑肠，泻不止者，实不宜用。若减去当归，恐滋阴之药少，可多加熟地一二钱（又服药泻仍不止者，可用高丽参二钱捣为末，分数次用药汤送服，其泻必止。）。

又按：慢惊风不但形状可辨，即其脉亦可辨。(《医学衷中参西录·治小儿风证方·镇风汤》)

加味玉屏风散

[**组成**] 生箭芪一两　白术八钱　当归六钱　桂枝尖钱半　防风钱半　黄蜡三钱　生白矾一钱

[**主治**] 治破伤后预防中风，或已中风而瘈疭，或因伤后房事不戒以致中风。

[**加减**] 若已中风抽掣者，宜加全蜈蚣两条。若更因房事不戒以致中风抽风者，宜再加真鹿角胶三钱（另煎兑服），独活一钱半。若脉象有热者，用此汤时，知母、天冬皆可酌加。

[**用法**] 作汤服。

[**方论**] 此方原为预防中风之药，故用黄芪以固皮毛，白术以实肌肉，黄蜡、白矾以护膜原。犹恐破伤时微有感冒，故又用当归、防风、桂枝以活血散风。其防风、桂枝之分量特轻者，诚以此方原为预防中风而设，故不欲重用发汗之药以开腠理也。自拟此方以来，凡破伤后恐中风者，俾服药一剂，永无意外之变，用之数十年矣。

夫愚拟此方，原但为预防中风，而竟如此多效，此愚所不及料者也。盖《本经》原谓黄芪主大风，方中重用黄芪一两，又有他药以为之佐使，宜其风证皆可治也。

又按：此证自唐宋以来，浑名之曰中风。治之者，亦不分其为内中外中，而概以风药发之，诚为治斯证者之误点。至清中叶王勋臣出，对于此证，专以气虚立论。谓人之元气，全体原十分，有时损去五分，所余五分，虽不能充体，犹可支持全身。而气虚者经络必虚，有时气从经络虚处通过，并于一边，彼无气之边，即成偏枯。爰立补阳还五汤，方中重用黄芪四两，以峻补气分，此即东垣主气之说也。然王氏书中，未言脉象何如。若遇脉之虚而无力者，用其方原可见效。若其脉象实而有力，其人脑中多患充血，而复用黄芪之温而升补者，以助其血愈上行，必至凶危立见，此固不可不慎也。前者邑中有某孝廉，右手废不能动，足仍能行。其孙出门，遇一在津业医者甫归，言此证甚属易治，遂延之诊视。所立病案言脉象洪实，已成痫证无疑。其方仿王氏补阳还五汤，有黄芪八钱。服药之后，须臾昏厥不醒矣。夫病本无性命之忧，而误服黄芪八钱，竟至如此，可不慎哉！五期《衷中参西录》第三卷中，有论脑充血之原因及治法，且附有验案数则，其所论者，实皆内中风证也。宜与上所论者，汇通参观。(《医学衷中参西录·治内外中风方·加味玉屏风散》)

健运汤

[组成] 生黄芪六钱　野台参三钱　当归三钱　寸麦冬带心,三钱　知母三钱　生明乳香三钱　生明没药三钱　莪术一钱　三棱一钱

[主治] 治腿疼、臂疼因气虚者。亦治腰疼。

[用法] 此方减麦冬、知母三分之一，合数剂为一剂，轧细炼蜜为丸，名健运丸，治同前证。

[方论] 从来治腿疼臂疼者，多责之风寒湿痹，或血瘀、气滞、痰涎凝滞。不知人身之气化壮旺流行，而周身痹者、瘀者、滞者，不治自愈，即偶有不愈，治之亦易为功也。愚临证体验以来，知元气素盛之人，得此病者极少。故凡遇腿疼、臂疼，历久调治不愈者，补其元气以流通之，数载沉疴，亦可随手奏效也。(《医学衷中参西录·治气血郁滞肢体疼痛方·健运汤》)

理冲汤

[组成] 生黄芪三钱　党参二钱　於术二钱　生山药五钱　天花粉四钱　知母四钱　三棱三钱　莪术三钱　生鸡内金（黄者）三钱

[主治] 治妇女经闭不行，或产后恶露不尽，结为癥瘕，以致阴虚作热，阳虚作冷，食少痨嗽，虚证沓来。亦治室女月闭血枯。并治男子痨瘵，一切脏腑癥瘕、积聚、气郁、脾弱、满闷、痞胀、不能饮食。

[**加减**] 服之觉闷者，减去於术。觉气弱者，减三棱、莪术各一钱。泻者，以白芍代知母，於术改用四钱。热者，加生地、天冬各数钱。凉者，知母、花粉各减半，或皆不用。凉甚者，加肉桂（捣细冲服）、乌附子各二钱。瘀血坚甚者，加生水蛭（不用炙）二钱。若其人坚壮无他病，惟用以消癥瘕积聚者，宜去山药。室女与妇人未产育者，若用此方，三棱、莪术宜斟酌少用，减知母之半，加生地黄数钱，以濡血分之枯。若其人血分虽瘀，而未见癥瘕，或月信犹未闭者，虽在已产育之妇人，亦少用三棱、莪术。若病人患身体羸弱，脉象虚数者，去三棱、莪术，将鸡内金改用四钱，因此药能化瘀血，又不伤气分也。迨气血渐壮，瘀血未尽消者，再用三棱、莪术未晚。若男子痨瘵，三棱、莪术亦宜少用，或用鸡内金代之亦可。

[**用法**] 用水三盅，煎至将成，加好醋少许，滚数沸服。

[**方论**] 服此汤十余剂后，虚证自退，三十剂后，瘀血可尽消。

初拟此方时，原专治产后瘀血成癥瘕，后以治室女月闭血枯亦效，又间用以治男子痨瘵亦效验，大有开胃进食、扶羸起衰之功。《内经》有四乌贼骨一茹芦丸，原是男女并治，为调血补虚之良方。此方窃师《内经》之意也。

从来医者调气行血，习用香附而不习用三棱、莪术。盖以其能破癥瘕，遂疑其过于猛烈。而不知能破癥瘕者，三棱、莪术之良能，非二药之性烈于香附也。愚精心考验多年，凡习用之药，皆确知其性情能力。若论耗散气血，香附犹甚于三棱、莪术。若论消磨癥瘕，十倍香附亦不及三棱、莪术也。且此方中，用三棱、莪术以消冲中瘀血，而即用参、芪诸药，以保护气血，则瘀血去而气血不至伤损。且参、芪能补气，得三棱、莪术以流通之，则补而不滞，而元气愈旺。元气既旺，愈能鼓舞三棱、莪术之力以消癥瘕，此其所以效也。（《医学衷中参西录·治女科方·理冲汤》）

女子癥瘕，多因产后恶露未净，凝结于冲任之中，而流走之新血，又曰凝滞其上以附益之，遂渐积而为癥瘕矣。癥者，有实可征，在一处不移。瘕者，犹可移动，按之或有或无，若有所假托。由斯而论，固甚于瘕矣。此证若在数月以里，其身体犹强壮，所结之癥瘕犹未甚坚，可用《金匮》下瘀血汤下之。然必如《金匮》所载服法，先制为丸，再煎为汤，连渣服之方效。

若其病已逾年，或至数年，癥积将满腹，硬如铁石，月信闭塞，饮食减少，浸成痨瘵，病势至此，再投以下瘀血汤，必不能任受；即能任受，亦不能将瘀血通下。惟治以拙拟理冲汤补破之药并用，其身形弱者服之，更可转弱为强。即十余年久积之癥瘕，硬如铁石，久久服之，亦可徐徐尽消。本方后附载有治愈之案若干，可参观也。近在津门，用其方因证加减，治愈癥瘕数人。(《医学衷中参西录·论女子癥瘕治法》)

理冲丸

[**组成**] 水蛭不用炙，一两 生黄芪一两半 生三棱五钱 生莪术五钱 当归六钱 知母六钱 生桃仁带皮尖，六钱

[**主治**] 治同前证（主治经闭，或产后恶露不尽结为癥瘕、痨瘵、癥痕、积聚、气郁、脾弱、满闷、痞胀。编者注）。

[**用法**] 上药七味，共为细末，炼蜜为丸桐子大，开水送服二钱，早晚各一次。

[**方论**] 仲景抵当汤、大黄䗪虫丸、百劳丸，皆用水蛭，而后世畏其性猛，鲜有用者，是未知水蛭之性也。《本经》曰：水蛭气味咸平无毒，主逐恶血、瘀血、月闭，破癥瘕、积聚、无子、利水道。徐灵胎注云：凡人身瘀血方阻，尚有生气者易治，阻之久则生气全消而难治。盖血既离经，与正气全不相属，投之轻药，则拒而不纳，药过峻，又转能伤未败之血，故治之极难。水蛭最善食人之血，而性又迟缓善入。迟缓则生血不伤，善入则坚积易破，借其力以消既久之滞，自有利而无害也。观《本经》之文与徐氏之注，则水蛭功用之妙，为何如哉！特是徐

氏所谓迟缓善入者，人多不解其理。盖水蛭行于水中，原甚迟缓。其在生血之中，犹水中也，故生血不伤也。着人肌肉，即紧贴善入。其遇坚积之处，犹肌肉也，故坚积易消也。

水蛭破瘀血，而不伤新血，徐氏之论确矣。不但此也，凡破血之药，多伤气分，惟水蛭味咸专入血分，于气分丝毫无损。且服后腹不觉疼，并不觉开破，而瘀血默消于无形，真良药也。愚治妇女月闭癥瘕之证，其脉不虚弱者，恒但用水蛭轧细，开水送服一钱，日两次。虽数年瘀血坚结，一月可以尽消。

水蛭、虻虫皆为破瘀血之品。然愚尝单用以实验之，虻虫无效，而水蛭有效。以常理论之，凡食血之物，皆能破血。然虻虫之食血以嘴，水蛭之食血以身。其身与他物紧贴，即能吮他物之血。故其破瘀血之功独优。至破瘀血而不伤新血者，徐氏之注详矣，而犹有剩义。盖此物味咸气腐，与瘀血气味相近，有同气相求之妙。至新血虽亦味咸，却无腐气，且其质流通似水。水蛭之力，在新血之中，若随水荡漾而毫无着力之处，故不能伤新血也。

《本经》水蛭文中"无子"二字，原接上文主字，一气读下，言能主治妇人无子也。盖无子之病，多因血瘀冲中，水蛭善消冲中瘀血，故能治之。而不善读《本经》者，恒多误解。友人韩厘廷治一少妇，月信不通，曾用水蛭。后有医者谓，妇人服过水蛭，即终身不育，病家甚是懊悔。后厘廷闻知，向愚述之。愚曰：水蛭主治妇人无子，《本经》原有明文，何医者之昧昧也。后其妇数月即孕，至期举一男，甚胖壮。

近世方书，多谓水蛭必须炙透方可用，不然则在人腹中能生殖若干水蛭害人，诚属无稽之谈。曹治一妇人，经血调和，竟不产育。细询之，少腹有癥瘕一块。遂单用水蛭一两，香油炙透，为末。每服五分，日两次，服完无效。后改用生者，如前服法。一两犹未服完，癥瘕尽消，逾年即生男矣。此后屡用生者，治愈多人，亦未有贻害于病愈后者。

或问：同一水蛭也，炙用与生用，其功效何如此悬殊？答曰：此物生于水中，而色黑（水色）味咸（水味）气腐（水气），原得水之精气而生。炙之则伤水之精气，故用之无效。水族之性，如龙骨、牡蛎、龟甲大抵皆然。故王洪绪《证治全生集》谓用龙骨者，宜悬于井中，经宿而后用之，其忌火可知，而在水蛭为尤甚。特是水蛭不炙，为末甚难，若轧之不细，晒干再轧或纸包置炉台上令干亦可。此须亲自检点，若委之药坊，至轧不细时，必须火焙矣。西人治火热肿疼，用活水蛭数条，置患处，覆以玻璃杯，使吮人毒血，亦良法也。

方中桃仁不去皮尖者，以其皮赤能入血分，尖乃生发之机，又善通气分。杨玉衡《寒温条辨》曾有斯说。愚疑其有毒，未敢遽信。遂将带皮生桃仁，嚼服一钱，心中安然，以后始敢连皮尖用之。至于不炒用，而生用者，凡果中之仁，皆含生发之气，原可籍之以流通既败之血也。徐氏《神农本草经百种录》注：桃得三月春和之气以生，而花鲜明似血，故凡血瘀血枯之疾，不能调和畅达者，此能入于其中而和之、散之。然其生血之功少，而去瘀之功多者，盖桃核本非血类，实不能有所补益。若癥瘕皆已败之血，非生气不能流通，桃之生气在于仁，而味苦又能开泄，故能逐旧而不伤新也。夫既籍其生气以流通气血，不宜炒用可知也。若入丸剂，蒸熟用之亦可。然用时须细心检点，或说给病家检点，恐药坊间以带皮之生杏仁伪充，则有毒不可服矣。(《医学衷中参西录·治女科方·理冲丸》)

理饮汤

[**组成**] 於术四钱　干姜五钱　桂枝二钱　炙甘草二钱　茯苓片二钱　白芍二钱　橘红一钱半　川厚朴一钱半

[**主治**] 治因心肺阳虚，致脾湿不升，胃郁不降，饮食不能运化精微，变为饮邪。

[**加减**] 服数剂后，心中不觉热、转觉凉者，去芍药。或觉气不足

者，加生箭芪三钱。

[方论] 有因心肺脾胃之阳甚虚，致寒饮停于中焦，且溢于膈上，逼迫心肺脾胃之阳上越兼外越者。其脉多弦迟细弱，六部皆然，又间有浮大而软，按之豁然者。其现证或目眩耳聋，或周身发热，或觉短气，或咳喘，或心中发热，思食鲜果，而食后转觉心中胀满病加剧者。宜用拙拟理饮汤。

按：此证如此治法，即方书所谓用温燥健补脾胃之药可以制伏相火；不知其所伏者非相火，实系温燥之药能扫除寒饮，而心肺脾胃之阳自安其宅也。(《医学衷中参西录·论火不归原治法》)

理郁升陷汤

[组成] 生黄芪六钱　知母三钱　当归身三钱　桂枝尖钱半　柴胡钱半乳香不去油，三钱　没药不去油，三钱

[主治] 治胸中大气下陷，又兼气分郁结，经络湮淤者。

[加减] 胁下撑胀，或兼疼者，加龙骨、牡蛎（皆不用煅）各五钱，少腹下坠者，加升麻一钱。(《医学衷中参西录·治大气下陷方·理郁升陷汤》)

内托生肌散

[组成] 生黄芪四两　甘草二两　生明乳香一两半　生明没药一两半　生杭芍二两　天花粉三两　丹参一两半

[主治] 治瘰疬疮疡破后，气血亏损不能化脓生肌，或其疮数年不愈，外边疮口甚小，里边溃烂甚大，且有串至他处不能敷药者。

[用法] 上七味共为细末，开水送服三钱，日三次。若将散剂变作汤剂，须先将花粉改用四两八钱，一剂分作八次煎服，较散剂生肌尤速。(《医学衷中参西录·治疮科方·内托生肌散》)

培脾舒肝汤

[**组成**] 於术三钱　生黄芪三钱　陈皮二钱　川厚朴二钱　桂枝尖钱半
柴胡钱半　生麦冬二钱　生杭芍四钱　生姜二钱

[**主治**] 治因肝气不舒、木郁克土，致脾胃之气不能升降，胸中满
闷，常常短气。

[**方论**] 脾主升清，所以运津液上达。胃主降浊，所以运糟粕下行。
白术、黄芪为补脾胃之正药，同桂枝、柴胡，能助脾气之升，同陈皮、
厚朴，能助胃气之降。清升浊降满闷自去，无事专理肝气，而肝气自
理。况桂枝、柴胡与麦芽，又皆为疏肝之妙品乎。用芍药者，恐肝气上
升，胆火亦随之上升，且以解黄芪、桂枝之热也。用生姜者，取其辛散
温通，能浑融肝脾之气化于无间也。

从来方书中，麦芽皆是炒熟用之，惟陈修园谓麦芽生用，能升发
肝气，可谓特识。盖人之元气，根基于肾，萌芽于肝，培养于脾，积贮
于胸中为大气以斡旋全身。麦芽为谷之萌芽，与肝同气相求，故能入肝
经，以条达肝气，此自然之理，无庸试验而可信其必然者也。然必生煮
汁饮之，则气善升发，而后能遂其条达之用也。

又按：麦芽具升发之性，实兼消化之力。化学家生麦芽于理石（即
石膏）上，凡麦芽根盘布之处，其石皆成微凹，则其尤善消化可知。故
用麦芽生发肝气者，必与参芪诸药并用，而后有益无损。

又按：土爰稼穑，稼穑作甘，百谷味甘属土，故能补益；而百谷之
芽，又皆属木，故能疏通，然有入气分、血分之别。甲生者阳，其芽拆
甲而出，稻、粱（俗名谷子）、麦、黍、稷（亦名芦稷，俗名高粱）诸
芽是也，为其属阳，故能疏通气分；乙生者阴，其芽形曲似乙而出，诸
豆之芽是也，为其属阴，故能疏通血分。《金匮》薯蓣丸用之，以治血
痹虚劳也（薯蓣丸中有大豆黄卷）。(《医学衷中参西录·治气血郁滞肢体疼
痛方·培脾舒肝汤》)

起痿汤

[**组成**] 生箭芪四钱　生赭石轧细，六钱　怀牛膝六钱　天花粉六钱　玄参五钱　柏子仁四钱　生杭芍四钱　生明没药三钱　生明乳香三钱　䗪虫大的，四枚　制马钱子末二分

[**主治**] 治因脑部充血以致肢体痿废，迨脑充血治愈，脉象和平，而肢体仍痿废者。徐服此药，久自能愈。

[**用法**] 共药十一味。将前十味煎汤，送服马钱子末。至煎渣再服时，亦送服马钱子末二分。（《医学衷中参西录·论肢体痿废之原因及治法》）

气淋汤

[**组成**] 生黄芪五钱　知母四钱　生杭芍三钱　柴胡二钱　生明乳香一钱　生明没药一钱

[**主治**] 治气淋。

[**方论**] 气淋之证，少腹常常下坠作疼，小便频数，淋涩疼痛。因其人下焦本虚，素蕴内热，而上焦之气化又复下陷，郁而生热，则虚热与湿热，互相结于太阳之腑，滞其升降流通之机，而气淋之证成矣。故以升补气化之药为主，而以滋阴利便流通气化之药佐之。（《医学衷中参西录·治淋浊方·气淋汤》）

清金解毒汤

[**组成**] 生明乳香三钱　生明没药三钱　粉甘草三钱　生黄芪三钱　玄参三钱　沙参三钱　牛蒡子炒捣，三钱　贝母三钱　知母三钱　三七捣细药汁送服，二钱

[**主治**] 治肺脏损烂，或将成肺痈，或咳嗽吐脓血者，又兼治肺结核。

[**方论**] 将成肺痈者去黄芪，加金银花三钱。

一人，年四十八，咳吐痰涎甚腥臭，夜间出汗，日形羸弱。医者言不可治，求愚诊视。脉数至六至，按之无力，投以此汤（清金解毒汤：生明乳香三钱、生明没药三钱、粉甘草三钱、生黄芪三钱、玄参三钱、沙参三钱、牛蒡子三钱、贝母三钱、知母三钱、三七二钱。主治肺脏损烂，或将成肺痈，或咳嗽吐脓血者，又兼治肺结核。编者注），加生龙骨六钱，又将方中知母加倍，两剂汗止，又服十剂痊愈。肺结核之治法，曾详载于参麦汤下（在第一卷）。然彼所论者，因肺结核而成痨瘵之治法，此方及下方，乃治肺结核而未成痨瘵者也。若服此二方不见效时，亦可兼服阿司匹林，其服法亦详参麦汤下。或兼服几亚苏薄荷冰丸，其药性及服法，详载于醴泉饮（在第一卷）下。盐酸规尼涅（详第七卷加味小柴胡汤），亦可为辅用之品，因其善退肺炎，又善治贫血，炎退血生，结核之溃烂者自易愈也，其用量，每次服半瓦，一日可服两次。(《医学衷中参西录·治肺病方·清金解毒汤》)

［**清金解毒汤**］治肺脏结核，浸至损烂，咳吐脓血，脉象虚弱者。方用生黄芪、生滴乳香、生明没药、粉甘草、知母、玄参、沙参、牛蒡子各三钱，川贝细末、三七细末各二钱（二末合匀分两次另送服）。

若其脉象不虚者，宜去黄芪，加金银花三四钱。

或问：桔梗能引诸药入肺，是以《金匮》治肺痈有桔梗汤。此论肺病者方何以皆不用桔梗？答曰：桔梗原提气上行之药，病肺者多苦咳逆上气，恒与桔梗不相宜，故未敢加入方中。若其人虽肺病而不咳逆上气者，亦不妨斟酌用之。(《医学衷中参西录·论肺病治法》)

清金益气汤

［**组成**］生地黄五钱　生黄芪　知母　粉甘草　玄参　沙参　牛蒡子各三钱　川贝二钱

［**主治**］治肺脏虚损，尪羸少气，劳热咳嗽，肺痿失音，频吐痰涎，一切肺金虚损之病，但服润肺宁嗽之药不效者。

［方论］此论甫拟成，法库门生万泽东见之，谓此论固佳，然《衷中参西录》三期肺病门，师所拟之清金益气汤、清金解毒汤二方尤佳，何以未载？愚曰："二方皆有黄芪，东省之人多气盛，上焦有热，于黄芪恒不相宜，是以未载。"泽东谓："若其人久服蒌仁、杏仁、苏子、橘红诸药以降气利痰止嗽，致肺气虚弱，脉象无力者，生常投以清金益气汤，若兼吐痰腥臭者，投以清金解毒汤，均能随手奏效。盖东省之人虽多不宜用黄芪，而经人误治之证，又恒有宜用黄芪者，然宜生用，炙用则不相宜耳。"愚闻泽东之言，自知疏漏，爰将两方详录于下以备治肺病者之采用。

［清金益气汤］治尪羸少气，劳热咳嗽，肺痿失音，频吐痰涎，一切肺金虚损之病。

生黄芪三钱、生地黄五钱、知母三钱、粉甘草三钱、玄参三钱、沙参三钱、川贝母（去心）二钱、牛蒡子（炒捣）三钱。(《医学衷中参西录·治肺病方·清金益气汤》)

曲直汤

［组成］萸肉去净核，一两　知母六钱　生明乳香三钱　生明没药三钱当归三钱　丹参三钱

［主治］治肝虚腿疼，左部脉微弱者。

［加减］服药数剂后，左脉仍不起者，可加续断三钱，或更加生黄芪三钱，以助气分亦可。觉凉者，可减知母。脾虚可令人腿疼，前方已详其理，深于医学人大抵皆能知之。至肝虚可令人腿疼，方书罕言，即深于医学者，亦恒不知。(《医学衷中参西录·治气血郁滞肢体疼痛方·曲直汤》)

砂淋丸

［组成］黄色生鸡内金鸡鸭皆有肫皮而鸡者色黄宜去净砂石，一两　生黄芪八钱

知母八钱　生杭芍六钱　硼砂六钱　朴硝五钱　硝石五钱

[**主治**] 砂淋，亦名石淋。

[**用法**] 共轧细，炼蜜为丸桐子大，食前开水送服三钱，日两次。

[**方论**] 石淋之证，因三焦气化瘀滞，或又劳心、劳力过度，或房劳过度，膀胱暗生内热，内热与瘀滞煎熬，久而结成砂石，阻塞溺道，疼楚异常。其结之小者，可用药化之，若大如桃、杏核以上者，不易化矣，须用西人剖取之法。此有关性命之证，剖取之法虽险，犹可于险中求稳也。

鸡内金为鸡之脾胃，原能消化砂石。硼砂可为金、银、铜焊药，其性原能柔五金、治骨鲠，故亦善消硬物。朴硝，《神农本草经》谓其能化七十二种石。硝石，《神农本草经》不载，而《名医别录》载之，亦谓其能化七十二种石。想此二物性味相近，古原不分，即包括于朴硝条中。至陶隐居始别之，而其化石之能则同也。然诸药皆消破之品，恐于元气有伤，故加黄芪以补助气分，气分壮旺，益能运化药力。犹恐黄芪性热，与淋证不宜，故又加知母、芍药以解热滋阴，而芍药之性，又善引诸药之力至膀胱也。(《医学衷中参西录·治淋浊方·砂淋丸》)

升肝舒郁汤

[**组成**] 生黄芪六钱　当归三钱　知母三钱　柴胡一钱五分　生明乳香三钱　生明没药三钱　川芎一钱五分

[**主治**] 治妇女阴挺，亦治肝气虚弱，郁结不舒。

[**方论**] 肝主筋，肝脉络阴器，肝又为肾行气。阴挺自阴中挺出，形状类筋之所结。病之原因，为肝气郁而下陷无疑也。故方中黄芪与柴胡、川芎并用，补肝（黄芪补肝之理详第四卷醒脾升陷汤下）即以疏肝，而肝气之陷者可升。当归与乳香、没药并用，养肝即以调肝，而肝气之郁者可化。又恐黄芪性热，与肝中所寄之相火不宜，故又加知母之凉润者，以解其热也。(《医学衷中参西录·治女科方·升肝舒郁汤》)

升肝舒郁汤阴挺之证，大抵因肝气郁而下陷。盖肝主筋，肝脉络阴器，肝又为肾行气，阴挺自阴中挺出，状类筋之所结，其病因肝气郁而下陷无疑也。愚向遇此证，用方书中成方不效，因拟得升肝舒郁汤方（方在三七八卷，系生黄芪六钱，知母四钱，当归、乳香、没药各三钱，川芎、柴胡各钱五半），服数剂即全消。

以后屡次用之皆效。医界中有采用此方者，亦莫不效。(《医学衷中参西录·答鲍槎法问女子阴挺治法》)

升降汤

[**组成**] 野台参二钱　生黄芪二钱　白术二钱　广陈皮二钱　川厚朴二钱 生鸡内金捣细，二钱　知母三钱　生杭芍三钱　桂枝尖一钱　川芎一钱　生姜二钱

[**主治**] 治肝郁脾弱，胸胁胀满，不能饮食。宜与第五期《衷中参西录》论肝病治法参看。

[**方论**] 世俗医者，动曰平肝，故遇肝郁之证，多用开破肝气之药。至遇木盛侮土，以致不能饮食者，更谓伐肝即可扶脾。不知人之元气，根基于肾，而萌芽于肝。凡物之萌芽，皆嫩脆易于伤损，肝既为元气萌芽之脏，而开破之若是，独不虑损伤元气之萌芽乎？《内经》曰"厥阴（肝经）不治，求之阳明（胃经）"，《金匮》曰"见肝之病，当先实脾"，先圣后圣，其揆如一。故此方，惟少用桂枝、川芎以疏肝气，其余诸药无非升脾降胃，培养中土，俾中宫气化敦厚，以听肝气之自理。实窃师《内经》求之阳明，与《金匮》当先实脾之奥旨耳。

按："见肝之病，当先实脾"二句，从来解者，谓肝病当传脾，实之所以防其相传，如此解法固是，而实不知实脾，即所以理肝也。兼此二义，始能尽此二句之妙。(《医学衷中参西录·治气血郁滞肢体疼痛方·升降汤》)

升麻黄芪汤

[组成] 生黄芪五钱　当归四钱　升麻二钱　柴胡二钱

[主治] 治小便滴沥不通。偶因呕吐咳逆，或侧卧欠伸，可通少许，此转胞也。

[方论] 用升提药，提其胞而转正之，胞系不了戾，小便自利。(《医学衷中参西录·治癃闭方·升麻黄芪汤》)

升陷汤

[组成] 生箭芪六钱　知母三钱　柴胡一钱五分　桔梗一钱五分　升麻一钱

[主治] 治胸中大气下陷，气短不足以息，或努力呼吸，有似乎喘；或气息将停，危在顷刻。其兼证，或寒热往来，或咽干作渴，或满闷怔忡，或神昏健忘，种种病状，诚难悉数。其脉象沉迟微弱，关前尤甚。其剧者，或六脉不全，或参伍不调。

[加减] 气分虚极下陷者，酌加人参数钱，或再加山萸肉（去净核）数钱，以收敛气分之耗散，使升者不至复陷更佳。

[用法] 若大气下陷过甚，至少腹下坠，或更作疼者，宜将升麻改用钱半，或倍作二钱。

[方论] 升陷汤，以黄芪为主者，因黄芪既善补气，又善升气。且其质轻松，中含氧气，与胸中大气有同气相求之妙用。惟其性稍热，故以知母之凉润者济之。柴胡为少阳之药，能引大气之陷者自左上升。升麻为阳明之药，能引大气之陷者自右上升。桔梗为药中之舟楫，能载诸药之力上达胸中，故用之为向导也。至其气分虚极者，酌加人参，所以培气之本也。或更加萸肉，所以防气之涣也。至若少腹下坠或更作疼，其人之大气直陷至九渊，必需升麻之大力者以升提之，故又加升麻五分或倍作二钱也。方中之用意如此，至随时活泼加减，尤在临证者之善变通耳。(《医学衷中参西录·治大气下陷方·升陷汤》)

特是上所论之喘，其病因虽有内伤、外感，在肝肾、在肺之殊，约皆不能纳气而为吸气难，即《本经》所谓吐吸也。乃有其喘不觉吸气难而转觉呼气难者，其病因由于胸中大气虚而下陷，不能鼓动肺脏以行其呼吸，其人不得不努力呼吸以自救，其呼吸迫促之形状有似乎喘，而实与不纳气之喘有天渊之分。设或辨证不清，见其作喘，复投以降气纳气之药，则凶危立见矣。然欲辨此证不难也，盖不纳气之喘，其剧者必然肩息（肩上耸也）；大气下陷之喘，纵呼吸有声，必不肩息，而其肩益下垂。即此二证之脉论，亦迥不同，不纳气作喘者，其脉多数，或尺弱寸强；大气下陷之喘，其脉多迟而无力，尺脉或略胜于寸脉。察其状而审其脉，辨之固百不失一也。其治法当用拙拟升陷汤，以升补其胸中大气，其喘自愈。方载第一卷大气诠中，并详载其随证宜加之药。

有大气下陷作喘，又兼阴虚不纳气作喘者，其呼吸皆觉困难，益自强为呼吸而呈喘状，其脉象微弱无力，或脉搏略数，或背发紧而身心微有灼热。

宜治以生怀山药一两，玄参、甘枸杞各六钱，生箭芪四钱，知母、桂枝尖各二钱，煎汤服。方中不用桔梗、升、柴者，恐与阴虚不纳气有碍也。

上二证之喘，同中有异，三期第四卷升陷汤后皆治有验案，可参观也。(《医学衷中参西录·总论喘证治法》)

愚初读方书时，至东垣补中益气汤谓可治喘证，心甚疑之。夫喘者气上逆也，《本经》谓之吐吸，以其吸人之气不能下行，甫吸入而即上逆吐出也。气既苦于上逆，犹可以升麻、柴胡提之乎。乃以此疑义遍质所识宿医，大抵皆言此方可治气分虚者作喘。然气实作喘者苦于气上逆，气虚作喘者亦苦于气上逆，因其气虚用参、术、芪以补其气则可，何为佐以升柴耶？如此再进一步质问，则无有能答者矣。迨后详读《内经》，且临证既久，知胸中有积贮之气为肺脏阖辟之原动力，即《灵枢·五味》篇所谓"抟而不行，积于胸中"之大气也，亦即"邪客"篇所谓"积于胸中，出于喉咙，以贯心脉"之宗气也。此气一虚，肺脏之阖辟原动力缺乏，即觉呼吸不利。若更虚而下陷，阖辟之原动力将欲停止，其人必努力呼吸以自救。为其呼吸努力，其迫促之形有似乎喘，而实与气逆之喘有天渊之分。若审证不确，而误投以纳气定喘之药，则凶危立见矣。故治此等证者，当升补其胸中大气，至降气、纳气之药，分毫不可误投。若投以补中益气汤，虽不能十分吻合，其喘必然见轻，审是则补中益气汤所主之喘，确乎为此等喘证无疑也。盖东垣平素注重脾胃，是以但知有中气下陷，而不知有大气下陷，故于大气下陷证，亦以补中益气汤治之。幸方中之药多半可治大气下陷，所以投之亦可奏效。所可异者，东垣纵不知补中益气汤所治之喘为大气下陷，亦必知与气逆作喘者有异，而竟不一为分疏，独不虑贻误后人，遇气逆不降之真喘亦投以补中益气汤乎？愚有鉴于此，所以拙著《衷中参西录》三期第四卷特立"大气下陷门"，而制有升陷汤一方，以升补下陷之大气，使仍还胸中。凡因大气下陷所出种种之险证，经愚治愈者数十则，附载于后。其中因大气下陷而喘者，曾有数案，对与气逆作喘不同之处，极为详细辨明，若将其案细细参阅，临证时自无差误。(《医学衷中参西录·论李东垣补中益气汤所治之喘证》)

愚深悯大气下陷之证医多误治，因制升陷汤一方，载于三期第四卷（处方编中）。方系生箭芪六钱，知母三钱，桔梗、柴胡各一钱五分，升麻一钱。气分虚极下陷者，酌加人参数钱；或再加净萸肉数钱，以敛收气分之耗散，使已升者不至复陷更佳；若大气下陷过甚，至少腹下坠，或更作疼者，宜将升麻倍用二钱。

升陷汤一方，不但愚用之有效也，凡医界同人用此方以治大气下陷者，莫不随手奏效。安东医士李亦泉，连用此方治愈大气下陷者数证，曾寄函相告。即非医界中人用此方以治大气下陷者，亦能奏效。

湖南教员席文介，因宣讲伤气，甚至话到舌边不能说出，看书两行即头昏目眩，自阅《衷中参西录》，服升陷汤（生黄芪六钱、知母三钱、柴胡一钱五分、桔梗一钱五分、升麻一钱；主治胸中大气下陷，气短不足以息。编者注）十余剂而愈，曾登于杭州《三三医报》致谢。凡我医界同人，尚其于大气下陷证加之意乎。(《医学衷中参西录·大气诠》)

按：补中益气汤所治之喘证，即大气下陷者之努力呼吸也。若果系真喘，桔梗尚不宜用，况升麻乎？愚少时观东垣书，至此心尝疑之，后明大气下陷之理，始觉豁然，而究嫌其立言欠妥。设医者真以为补中益气汤果能治喘，而于气机上逆之真喘亦用之，岂不足偾事乎？此有关性命之处，临证者尚审辨之。

或问：大气与元气孰重？答曰：元气者，禀受先天，为胚胎之根基，故道书尊之曰"祖气"。大气肇始于先天，而培养于后天，为身体之桢干，故《内经》尊之曰"宗气"。有如树上之果，元气乃其树之根也，大气乃其树之身也。根之关于果者至重，身之关于果者亦非轻也。

或问：观子所治大气下陷诸验案，人之大气有伤损者，不难为之补助矣。若其元气有所伤损，不知亦有补法否耶？答曰：大气伤损可补助者，以其为后天气也，药物饮食及呼吸之空气，皆其补助培养之料也。至元气，乃空中真气之所凝结（友人苏明阳曰，道家言真空，余则曰空真，因空中有真也，此见道之言，可为人身元气之真诠），纯属先天，为太极之朕兆，非后天一切有形迹之物（空气亦是有形迹者）所能补助也。惟深于内典者，常存此无念之正觉（觉不在心，若在心，见则有念矣），若天道之光明下济（《易》曰天道下济而光明），勿忘勿助，久之能于空中得真，是为补助元气之正法。愚不敢自命为道中人，何敢妄言故。(《医学衷中参西录·治大气下陷方·升陷汤》)

又有痢久清阳下陷者，即胸中大气因痢下陷也。其病情常觉下坠腹疼（此气分下陷迫其下焦腹疼），或痢或泻，多带虚气，呼吸短气，或兼有寒热往来，其脉象迟弱者，宜治以拙拟升陷汤，去知母，加生怀山药六钱，白头翁三钱。盖原方之意：原用生箭芪以升补胸中大气，而以柴胡、桔梗、升麻之善升清阳者以辅之，更加知母以调剂黄芪之热也。

兹因下焦泻痢频频，气化不固，故以白头翁易知母，而更以山药辅之。因知母之性寒而滑，白头翁之性凉而涩，其凉也能解黄芪之热，其涩也能固气化之脱，且为治痢要药，伍以山药，又为止泻之要药也。(《医学衷中参西录·论痢证治法》)

十全育真汤

[组成] 野台参四钱　生黄芪四钱　生山药四钱　知母四钱　玄参四钱生龙骨捣细，四钱　生牡蛎捣细，四钱　丹参二钱　三棱钱半　莪术钱半

[主治] 治虚劳，脉弦、数、细、微，肌肤甲错，形体羸瘦，饮食不壮筋力，或自汗，或咳逆，或喘促，或寒热不时，或多梦纷纭，精气不固。

[加减] 气分虚甚者，去三棱、莪术，加生鸡内金三钱；喘者，倍山药，加牛蒡子三钱；汗多者，以白术、龙骨、牡蛎、萸肉各一两煎服，不过两剂其汗即止。汗止后再服原方。若先冷后热而汗出者，其脉或更兼微弱不起，多系胸中大气下陷，细阅拙拟升陷汤后跋语，自知治法。

[方论] 仲景治痨瘵，有大黄䗪虫丸，有百劳丸，皆多用破血之药。诚以人身经络，皆有血融贯其间，内通脏腑，外溉周身，血一停滞，气化即不能健运，痨瘵恒因之而成。是故痨瘵者肌肤甲错，血不华色，即日食珍馐服参苓，而分毫不能长肌肉、壮筋力。或转消瘦支离，日甚一日，诚以血瘀经络阻塞其气化也。玉田王清任著《医林改错》一书，立活血逐瘀诸汤，按上中下部位，分消瘀血，统治百病，谓瘀血去而诸病自愈。其立言不无偏处，然其大旨则确有主见，是以用其方者，亦多效验。今愚因治痨瘵，故拟十全育真汤，于补药剂中，加三棱、莪术以通活气血，窃师仲景之大黄䗪虫丸、百劳丸之意也。且仲景于《金匮》列"虚劳"一门，特以"血痹虚劳"四字标为提纲。益知虚劳者必血痹，而血痹之甚，又未有不虚劳者。并知治虚劳必先治血痹，治血痹亦即所

以治虚劳也。

或问：治瘰疬兼用破血之药，诚为确当之论，但破血用三棱、莪术，将毋其力过猛乎？答曰：仲景之大黄䗪虫丸，与百劳丸所用破血之药，若大黄、干漆、水蛭，皆猛于三棱、莪术，而方中不用三棱、莪术者，诚以三棱、莪术《本经》不载。至梁·陶弘景着《名医别录》于《本经》外增药品三百六十五味，皆南北朝以前名医所用之药，亦未载三棱、莪术。是当仲景时犹无三棱、莪术，即有之，亦未经试验可知。而愚于破血药中，独喜用三棱、莪术者，诚以其既善破血，尤善调气。补药剂中以为佐使，将资生纳谷为宝。无论何病，凡服药后饮食渐增者易治，饮食渐减者难治。三棱、莪术与参、术诸药并用，大能开胃进食，又愚所屡试屡效者也。（《医学衷中参西录·治阴虚劳热方·十全育真汤》）

寿胎丸

[**组成**] 菟丝子炒熟，四两　　桑寄生二两　　川续断二两　　真阿胶二两

[**主治**] 治滑胎。

[**加减**] 气虚者，加人参二两。大气陷者，加生黄芪三两（大气陷证详第四卷升陷汤下）。食少者，加炒白术二两。凉者，加炒补骨脂二两。热者，加生地二两。

[**用法**] 上药将前三味轧细，水化阿胶和为丸，一分重（干足一分）。每服二十丸，开水送下，日再服。

[**方论**] 菟丝无根，蔓延草木之上，而草木为之不茂，其善吸他物之气化以自养可知。胎在母腹，若果善吸其母之气化，自无下坠之虞。且男女生育，皆赖肾脏作强。菟丝大能补肾，肾旺自能荫胎也。寄生根不着土，寄生树上，又复隆冬茂盛，雪地冰天之际，叶翠子红，亦善吸空中气化之物。且其寄生于树下，亦犹胎之寄母腹中，气类相感，大能使胎气强壮，故《本经》载其能安胎。续断亦补肾之药，而其节之断处，皆有筋骨相连，大有连属维系之意。阿胶系驴皮所熬，驴历十二月

始生，较他物独迟。以其迟，挽流产之速，自当有效。且其胶系阿井之水熬成，阿井为济水之伏流，以之熬胶，最善伏藏血脉，滋阴补肾，故《本经》亦载其能安胎也。至若气虚者，加人参以补气。大气陷者，用黄芪以升补大气。饮食减少者，加白术以健补脾胃。凉者，加补骨脂以助肾中之阳（补骨脂善保胎，修园曾详论之）。热者，加生地黄以滋肾中之阴。临时斟酌适宜，用之无不效者。

由斯而论，愚于千百味药中，得一最善治流产之药，乃菟丝子是也。

寿胎丸，重用菟丝子为主药，而以续断、寄生、阿胶诸药辅之，凡受妊之妇，于两月之后徐服一料，必无流产之弊。此乃于最易流产者屡次用之皆效。至陈修园谓宜用大补大温之剂，使子宫常得暖气，则胎自日长而有成，彼盖因其夫人服白术、黄芩连坠胎五次，后服四物汤加鹿角胶、补骨脂、续断而胎安，遂疑凉药能坠胎，笃信热药能安胎。（《医学衷中参西录·治女科方·寿胎丸》）

舒和汤

［**组成**］桂枝尖四钱　生黄芪三钱　续断三钱　桑寄生三钱　知母三钱

［**主治**］治小便遗精白浊，因受风寒者，其脉弦而长，左脉尤甚。

［**加减**］服此汤数剂后病未痊愈者，去桂枝，加龙骨、牡蛎（皆不用煅）各六钱。（《医学衷中参西录·治淋浊方·舒和汤》）

消瘰丸

［**组成**］牡蛎煅，十两　生黄芪四两　三棱二两　莪术二两　朱血竭一两　生明乳香一两　生明没药一两　龙胆草二两　玄参三两　浙贝母二两

［**主治**］治瘰疬。

［**用法**］上药十味，共为细末，蜜丸，桐子大。每服三钱，用海带五钱，洗净切丝，煎汤送下，日再服。

[**方论**] 瘰疬之证，多在少年妇女，日久不愈，可令信水不调，甚或有因之成痨瘵者。其证系肝胆之火上升，与痰涎凝结而成。初起多在少阳部位，或项侧，或缺盆，久则渐入阳明部位。一颗垒然高起者为瘰，数颗历历不断者为疬。身体强壮者甚易调治。

此方重用牡蛎、海带，以消痰软坚，为治瘰疬之主药，恐脾胃弱者，久服有碍，故用黄芪、三棱、莪术以开胃健脾（三药并用能开胃健脾，第一卷"十全育真汤"下曾详之言），使脾胃强壮，自能运化药力，以达病所。且此证之根在于肝胆，而三棱、莪术善理肝胆之郁。此证之成，坚如铁石，三棱、莪术善开至坚之结。又佐以血竭、乳香、没药，以通气活血，使气血毫无滞碍，瘰疬自易消散也。而犹恐少阳之火炽盛，加胆草直入肝胆以泻之，玄参、贝母清肃肺金以镇之。且贝母之性，善于疗郁结利痰涎，兼主恶疮；玄参之性，《名医别录》谓其散颈下核，《开宝本草》谓其主鼠瘘，二药皆善消瘰疬可知。(《医学衷中参西录·治疮科方·消瘰丸》)

消癥瘕兼通经闭方

[**组成**] 炒白术　天冬　生鸡内金等份

[**主治**] 以治癥瘕坚结及月事不通。

[**用法**] 为细末。每服三钱，开水送下，日再服。若用山楂片三钱煎汤，冲化红蔗糖三钱，以之送药，更佳。

[**方论**] 近又拟一消癥瘕兼通经闭方……因用之屡有效验，爰名为化瘀通经散。

鸡内金原饶有化瘀之力，能化瘀当即善消癥瘕。然向未尝单用之以奏效也。因所拟理冲汤（生黄芪三钱、党参二钱、於术二钱、生山药五钱、天花粉四钱、知母四钱、三棱三钱、莪术三钱、生鸡内金三钱。主治闭经、癥瘕、气郁、脾弱、满闷、痞胀、不能饮食。编者注）中原有生鸡内金三钱，方后注云：若虚弱者，宜去三棱、莪术，将鸡内金改用四钱。(《医学衷中参西

录·论女子癥瘕治法》)

醒脾升陷汤

[组成] 生箭芪四钱　白术四钱　桑寄生三钱　川续断三钱　萸肉去净核,
四钱　龙骨煅捣,四钱　牡蛎煅捣,四钱　川萆薢二钱　甘草蜜炙,二钱

[主治] 治脾气虚极下陷，小便不禁。

[方论]《内经》曰："饮入于胃，游溢精气，上输于脾，脾气散精，上归于肺，通调水道，下输膀胱。"是脾也者，原位居中焦，为水饮上达下输之枢机，枢机不旺，则不待上达而即下输，此小便之所以不禁也。然水饮降下之路不一，《内经》又谓"肝热病者，小便先黄"，又谓"肝壅两胠（胁也）满，卧则惊悸，不得小便"。且芍药为理肝之主药，而善利小便。由斯观之，是水饮又由胃入肝，而下达膀胱也。至胃中所余水饮，传至小肠渗出，此又人所共知。故方中用黄芪、白术、甘草以升补脾气，即用黄芪同寄生、续断以升补肝气，更用龙骨、牡蛎、萸肉、萆薢以固涩小肠也。又人之胸中大气旺，自能吸摄全身气化不使下陷，黄芪与寄生并用，又为填补大气之要药也。

或问：黄芪为补肺脾之药，今谓其能补肝气何也？答曰：同声相应，同气相求。孔子之言也。肝属木而应春令，其气温而性喜条达，黄芪性温而升以之补肝，原有同气相求之妙用。愚自临证以来，凡遇肝气虚弱，不能条达，一切补肝之药不效者，重用黄芪为主，而少佐以理气之品服之，覆杯之顷，即见效验。(《医学衷中参西录·治大气下陷方·醒脾升陷汤》)

益督丸

[组成] 杜仲酒浸炮黄,四两　菟丝子酒浸蒸熟,三两　续断酒浸蒸熟,二两
鹿角胶二两

[加减] 若证兼气虚者，可用黄芪、人参煎汤送服此丸。若证兼血

虚者，可用熟地、当归煎汤送服此丸。

有因瘀血腰疼者，其人或过于任重，或自高坠下，或失足闪跌，其脊梁之中存有瘀血作疼。宜治以活络效灵丹，加䗪虫三钱，煎汤服，或用葱白作引更佳。

［**用法**］将前三味为细末，水化鹿角胶为丸，黄豆粒大。每服三钱，日两次。服药后，嚼服熟胡桃肉一枚。

［**方论**］诸家本草皆谓，杜仲宜炒断丝用，究之将杜仲炒成炭而丝仍不断，如此制法殊非所宜。是以此方中惟用生杜仲炮黄为度。胡桃仁原补肾良药，因其含油质过多，不宜为丸，故于服药之后单服之。(《医学衷中参西录·论腰疼治法》)

玉液汤

［**组成**］生山药一两　生黄芪五钱　知母六钱　生鸡内金捣细，二钱　葛根钱半　五味子三钱　天花粉三钱

［**主治**］治消渴。消渴，即西医所谓糖尿病，忌食甜物。

［**方论**］消渴之证，多由于元气不升，此方乃升元气以止渴者也。方中以黄芪为主，得葛根能升元气。而又佐以山药、知母、花粉以大滋真阴，使之阳升而阴应，自有云行雨施之妙也。用鸡内金者，因此证尿中皆含有糖质，用之以助脾胃强健，化饮食中糖质为津液也。用五味者，取其酸收之性，大能封固肾关，不使水饮急于下趋也。(《医学衷中参西录·治消渴方·玉液汤》)

玉烛汤

［**组成**］生黄芪五钱　生地黄六钱　玄参四钱　知母四钱　当归三钱　香附醋炒，三钱　柴胡一钱五分　甘草一钱五分

［**主治**］治妇女寒热往来，或先寒后热，汗出热解，或月事不调，经水短少。

［加减］汗多者，以茵陈易柴胡，再加萸肉数钱。热多者，加生杭芍数钱。寒多者，加生姜数钱。

［方论］妇女多寒热往来之证，而方书论者不一说。有谓阳分虚则头午寒，阴分虚则过午热者。夫午前阳盛，午后阳衰而阴又浸盛。当其盛时，虚者可以暂实。何以其时所现之病状，转与时成反比例也。有谓病在少阳则寒热往来，犹少阳外感之邪，与太阳并则寒，与阳明并则热者。而内伤之病原无外邪。又何者与太阳、阳明并作寒热也。有谓肝虚则乍热乍寒者。斯说也，愚曾验过。遵《本经》山茱萸主寒热之旨，单重用山萸肉（去净核）二两煎汤，服之立愈（验案在第一卷"来复汤"下）。然此乃肝木虚极，内风将动之候，又不可以概寻常寒热也。盖人身之气化，原与时序之气化息息相通。一日之午前，犹一岁之有春夏。而人身之阳气，即感之发动，以敷布于周身。妇女性多忧思，以致脏腑经络多有郁结闭塞之处，阻遏阳气不能外达，或转因发动而内陷，或发动不遂，其发动排挤经络愈加闭塞。于是周身之寒作矣。迨阳气蓄极，终当愤发。而其愤发之机与抑遏之力，相激相荡于脏腑经络之间，热又由兹而生。此前午之寒，所以变后午之热也。黄芪为气分之主药，能补气更能升气。辅以柴胡之轩举，香附之宣通，阳气之抑遏者皆畅发矣。然血随气行，气郁则血必瘀，故寒热往来者，其月事恒多不调，经血恒多虚损。用当归以调之，地黄以补之，知母、元参与甘草甘苦化阴以助之，则经血得其养矣。况地黄、知母诸凉药与黄芪温热之性相济，又为燮理阴阳调和寒热之妙品乎。至方书有所谓日晡发热者，日晡者，申时也，足少阴肾经主令之候也。其人或肾经阴虚，至此而肾经之火乘时而动，亦可治以此汤。将黄芪减半，地黄改用一两。有经闭结为癥瘕，阻塞气化作寒热者，可用后理冲汤。有胸中大气下陷作寒热者，其人常觉呼吸短气，宜用拙拟升陷汤（在第四卷），方后治验之案，可以参观。（《医学衷中参西录·治女科方·玉烛汤》）

振颓汤

[组成] 生黄芪六钱　知母四钱　野台参三钱　於术三钱　当归三钱　生明乳香三钱　生明没药三钱　威灵仙钱半　干姜二钱　牛膝四钱

[主治] 治痿废。

[加减] 热者，加生石膏数钱，或至两许。寒者，去知母，加乌附子数钱。筋骨受风者，加明天麻数钱。脉弦硬而大者，加龙骨、牡蛎各数钱，或更加山萸肉亦佳。骨痿废者，加鹿角胶、虎骨胶各二钱（另炖同服）。然二胶伪者甚多，若恐其伪，可用续断、菟丝子各三钱代之。手足皆痿者，加桂枝尖二钱。

[方论] 痿证之大旨，当分为三端，有肌肉痹木，抑搔不知疼痒者。其人或风寒袭入经络；或痰涎郁塞经络；或风寒痰涎，互相凝结经络之间，以致血脉闭塞，而其原因，实由于胸中大气虚损。盖大气旺，则全体充盛，气化流通，风寒痰涎，皆不能为恙。大气虚，则腠理不固，而风寒易受，脉管湮淤，而痰涎易郁矣；有周身之筋拘挛，而不能伸者。盖人身之筋以宗筋为主，而能荣养宗筋者，阳明也。其人脾胃素弱，不能化谷生液，以荣养宗筋，更兼内有蕴热以铄耗之，或更为风寒所袭，致宗筋之伸缩自由者，竟有缩无伸，浸成拘挛矣；有筋非拘挛，肌肉非痹木，惟觉骨软不能履地者，乃骨髓枯涸，肾虚不能作强也。故方中用黄芪以补大气；白术以健脾胃；当归、乳香、没药以流通血脉；灵仙以祛风消痰，恐其性偏走泄；而以人参之气血兼补者佐之；干姜以开气血之痹；知母以解干姜、人参之热，则药性和平，可久服而无弊。其阳明有实热者，加石膏以清阳明之热，仿《金匮》风引汤之义也。营卫经络有凝寒者，加附子以解营卫经络之寒，仿《金匮》近效术附汤之义也。至其脉弦硬而大，乃内风煽动、真气不固之象，故加龙骨、牡蛎以息内风敛真气。骨痿者加鹿角胶、虎骨胶取其以骨补骨也。筋骨受风者，加明天麻取其能搜筋骨之风，又能补益筋骨也。若其痿专在于腿，可但用

牛膝以引之下行。若其人手足并痿者，又宜加桂枝兼引之上行。盖树之有枝，犹人之有指臂，故桂枝虽善降逆气，而又能引药力达于指臂间也。

或问：此方治痿之因热者，可加生石膏至两许，其证有实热可知，而方中仍用干姜何也？答曰：《金匮》风引汤治热瘫痫之的方，原石膏、寒水石与干姜并用。盖二石性虽寒而味则淡，其寒也能胜干姜之热，其淡也不能胜干姜之辣。故痿证之因热者，仍可借其异常之辣味，以开气血之痹也。(《医学衷中参西录·治肢体瘫痪方·振颓汤》)

治老妇血崩方

[**组成**] 生黄芪一两　当归酒洗，一两　桑叶十四片　三七末药汁送下，三钱

[**加减**] 若觉热者，用此方宜加生地两许。

[**用法**] 水煎服，二剂血止，四剂不再发。

[**方论**]《傅青主女科》，有治老妇血崩方，试之甚效。(《医学衷中参西录·治女科方·固冲汤》)

《傅青主女科》有治老妇血崩方：生黄芪、当归身（酒洗）各一两，桑叶十四片，三七细末三钱（药汤送服），煎服，二剂血止，四剂不再发。

按：此方治少年妇女此病亦效。然多宜酌加生地黄，若有热者，必加至两余方能奏效。(《医学衷中参西录·论血崩治法》)

又傅青主治老妇血崩，用黄芪、当归各一两，桑叶十四片，煎汤送服三七细末三钱，甚效。

又单用醋炒当归一两煎服，治血崩亦恒有效。是当归可用以活血，亦可用以止血，故其药原名"文无"，为其能使气血各有所归，而又名当归也。产后血脉淆乱，且兼有瘀血，故可谓产后良药。至川芎其香窜之性，虽甚于当归，然善升清阳之气。凡清阳下陷作寒热者，用川芎治之甚效，而产后又恒有此证。(《医学衷中参西录·诊余随笔·答王兰远问时

方生化汤》)

逐风汤

[组成] 生箭芪六钱　当归四钱　羌活二钱　独活二钱　全蝎二钱　全蜈蚣大者，两条

[主治] 治中风抽掣及破伤后受风抽掣者。

[方论] 蜈蚣最善搜风，贯串经络脏腑无所不至，调安神经又具特长（因其节节有脑是以调理神经）。而其性甚和平，从未有服之觉瞑眩者。(《医学衷中参西录·治内外中风方·逐风汤》)

逐风通痹汤

[组成] 生箭芪六钱　麻黄三钱　全当归五钱　丹参三钱　乳香三钱　没药三钱　全蝎二钱

[主治] 治风袭肌肉经络，初则麻木不仁，浸至肢体关节不利。

[加减] 脉象迟弱无力恶寒者，将黄芪重用一两，再照加乌头二三钱；脉象有力恶热者，以薄荷易麻黄，再加天花粉一两。初服以遍体皆得微汗为佳，至汗后再服，宜将麻黄减半，或止用一钱；筋骨软弱者，加明天麻三钱；口眼歪斜者，加蜈蚣二条，其病剧者，可加三条。

[方论] 此风中身之外廓，未入于脏腑也。是以心中无病，而病在于肌肉、肢体、经络、关节之处。《内经·风论篇》谓："风气与太阳俱入行诸脉俞，散于分肉之间，与卫气相干，其道不利，故使肌肉愤膜而有疡，卫气有所凝而不行，故其肉有不仁也。"又《内经·痹论》曰："风、寒、湿三气杂至，合而为痹也。其风气胜者为行痹，寒气胜者为痛痹，湿气胜者为着痹。"据《内经》二节之文观之，则风袭人之肌肉经络，可使麻木不仁，浸至肢体关节不利可知也。是以方中以黄芪为主药，取其能升补胸中大气以通于卫气，自能逐风外出。故《本经》谓：黄芪能主大风，而又以最善发表之麻黄辅之。一则扶正以祛邪，一则发

汗以透邪，二药相济为用，其逐风之力虽猛，而实不至伤正气也。至当归、丹参、乳没、全蝎诸药，或活血以祛风，或通络以祛风，皆所以赞助黄芪、麻黄以成功也。至于病偏凉者加乌头，更将黄芪增重；病偏热者加花粉，更以薄荷易麻黄，此随病机之所宜，以细为调剂，不使服药后有觉凉觉热之龃龉也。筋骨软弱者加明天麻，取其能壮筋骨兼能祛风也；口眼歪斜者加蜈蚣，取其善理脑髓神经，而有牵正口眼之力也。（《医学衷中参西录·医话拾零·诊余随笔》）

逐寒荡惊汤

[**组成**] 胡椒　炮姜　肉桂各一钱　丁香十粒

[**用法**] 共捣成细渣。以灶心土三两煮汤，澄清，煎药大半茶杯（药皆捣碎，不可久煎，肉桂又忌久煎，三四沸即可），频频灌之。接服加味理中地黄汤（熟地五钱，焦白术三钱，当归、党参、炙黄芪、炒补骨脂、炒枣仁、枸杞各二钱，炮姜、萸肉、炙草、肉桂各一钱，生姜三片，红枣三枚，胡桃仁二个，打碎为引。灶心土二两，煮水煎药。取浓汁一茶杯，加附子五分，煎水搀入。量小儿大小，分数次灌之。如咳嗽不止者，加米壳、金樱子各一钱。如大热不退者，加生白芍一钱。泄泻不止，去当归加丁香七粒。隔二三日，止用附子二三分。盖因附子大热，中病即宜去之。如用附子太多，则大小便闭塞不出。如不用附子，则脏腑沉寒，固结不开。若小儿虚寒至极，附子又不妨用一二钱。若小儿但泻不止，或微见惊搐，尚可受药吃乳便利者，并不必服逐寒荡惊汤，只服此汤一剂，而风定神清矣。若小儿尚未成慢惊，不过昏睡发热，或有时热止，或昼间安静，夜间发热，均宜服之。若新病壮实之小儿，眼红口渴者，乃实火之证，方可暂行清解。但果系实火，必大便闭结，气壮声洪，且喜多饮凉水。若吐泻交作，则非实火可知。此方补造化阴阳之不足，有起死回生之功。倘大虚之后，服一剂无效，必须大剂多服为妙。编者注），定获奇效。

[**方论**] 按：此汤当以胡椒为君。若遇寒痰结胸之甚者，当用二钱，而稍陈者，又不堪用。（《医学衷中参西录·治小儿风证方·镇风汤》）

滋脿饮

[**组成**] 生箭芪五钱　大生地一两　生怀山药一两　净萸肉五钱　生猪胰子切碎，三钱

[**主治**] 治同前证（指消渴，编者注）。

[**加减**] 若遇中、上二焦积有实热，脉象洪实者，可先服白虎加人参汤数剂，将实热消去强半，再服此汤，亦能奏效。

[**用法**] 上五味，将前四味煎汤，送服猪胰子一半，至煎渣时，再送服余一半。

[**方论**] 消渴一证，古有上中下之分，谓其证皆起于中焦而极于上、下。究之无论上消、中消、下消，约皆渴而多饮多尿，其尿有甜味。是以《圣济总录》论消渴谓："渴而饮水多，小便中有脂，似麸而甘。"至谓其证起于中焦，是诚有理，因中焦胰病，而累及于脾也。盖胰为脾之副脏，在中医书中，名为"散膏"，即扁鹊《难经》所谓脾有散膏半斤也（尾衔接于脾门，其全体之动脉又自脾脉分支而来，故与脾有密切之关系）。有时胰脏发酵，多酿甜味，由水道下陷，其人小便遂含有糖质。迨至胰病累及于脾，致脾气不能散精达肺（《内经》谓脾气散精上达于肺）则津液少，不能通调水道（《内经》谓通调水道下归膀胱）则小便无节，是以渴而多饮多溲也。尝阅申报有胡适者，因病消渴，延中医治疗，服药竟愈者。所用方中，以黄芪为主药，为其能助脾气上升，还其散精达肺之旧也。《金匮》有肾气丸，善治消渴。其方以干地黄（即生地黄）为主，取其能助肾中之真阴，上潮以润肺，又能协同山萸肉以封固肾关也。又向因治消渴，曾拟有玉液汤，方中以生怀山药为主，屡试有效。近阅医报且有单服山药以治消渴而愈者。以其能补脾固肾，以止小便频数，而所含之蛋白质，又能滋补脏，使其散膏充足，且又色白入肺，能润肺生水，即以止渴也。又俗传治消渴方，单服生猪胰子可愈。盖猪胰子即猪之脿，是人之胰病，而可补以物之胰也。此亦犹鸡内金，

诸家本草皆谓其能治消渴之理也。鸡内金与猪胰子，同为化食之物也。愚因集诸药，合为一方，以治消渴，屡次见效。因敢笔之于书，以公诸医界。

天津卢抑甫君评此方云：按糖尿病一证，在西医病理上之研究，由于胰脏之岛素组织萎缩，制造内分泌物之功能减却，故对于副肾之内分泌物亚笃列那林助肝脏造糖之过胜技能不能制止，因而血液内含糖量过多，以致尿内亦含有糖质，西医起初无适切之治法。自西历一千九百二十年，西医邦廷古氏由牛、马、东等之膝脏抽出其内分泌物，名之曰依苏林，注射于皮下或静脉内，能使血内过量之特立即减少，虽至病剧陷于昏睡时，亦有起死回生之望。今先生治糖尿病之处方内，有猪胰一味，属于古来脏器疗法，与现今西医之内分泌疗法暗合。但古人只知以脏补脏，不知其有内分泌物之作用。又内服之法不如注射，因经口入胃，其有效成分为酸性胃液所破坏，即难奏效；注射则成分直达于病所，其奏效必确也。如除去猪胰子之脂肪、结缔组织及蛋白酵家，制成水制流膏，使仅含有抗糖物质，再加碱性液以防制其胃液之酸性，则内服之缺点可以免去。病人不欲行注射者，当以此法为最良矣。中国古方治糖尿病有黄芪汤与八味丸，以新学理释之，必有使糖且减少之作用。至于何种药味有此作用，尚待研究，此时难以指定也。日医博士上条秀介，曾于中药何首乌抽出一种有效成分，名之曰巴利够宁，以治糖尿病，确有减少糖质作用，发表治验报告，东西医界甚为惊异。我国医家如能于黄芪汤、八味丸抽出某药成分，证明有减糖质作用，则上条秀介不能专美于前矣。然而未能抽出者，科学落后，其程度不如人也。以哲学的药性治哲学的病理，则终于哲学的范围而已。而先生此方由黄芪汤与八味丸脱胎变体而来，有西医制方之精神，又加猪胰子之脏器疗法，暗合于科学之原理，此则为现今医界所未有，而为鄙人所钦佩无已者也。

又先生所著之《医学衷中参西录》中，各种处方类于此方之理想者甚多，鄙人临证采用多收良效，拟撰张氏医方断解，以西医之理发明之，俾西医界中亦可放胆试用，此诚沟通中西之资籍也。以后得暇，当按方循序披露，登于拙撰医学报（即医药卫生浅说报），以便使中西医界之参考，庶于当今医学有小补云。

观卢君此段议论，诚当今医界之伟人也。卢君印（谦）先毕业于西医校，后又自精心研究中医，生平临证以西理断病，以中药治病，自命为新医学家。凡所用之中药，皆细心研究其成分，将其有用之成分提出，制成为流液，或制为结晶，用之较诸药片恒有捷效，且将其提出诸药之成分，恒披露于所撰医报中。卢君自命为新医学家，洵非虚语也。

（《医学衷中参西录·治消渴方·滋膵饮》）

滋乳汤

[**组成**] 生黄芪_{一两}　当归_{五钱}　知母_{四钱}　玄参_{四钱}　穿山甲_{炒捣，二钱}　六路通_{捣，大者三枚}　王不留行_{炒，四钱}

[**主治**] 治少乳。

[**加减**] 若用猪前蹄两个煮汤，用以煎药更佳。

[**用法**] 用丝瓜瓤作引，无者不用亦可。

[**方论**] 其乳少由于气血虚或经络瘀者，服之皆有效验。（《医学衷中参西录·治女科方·滋乳汤》）

第三章 医 案

第一节 内科医案

感 冒

○ 一人年近四旬，身体素赢弱，于季冬得伤寒证，医者投以麻黄汤汗无分毫，求为诊治，其脉似紧而不任重按，遂于麻黄汤（麻黄三两，桂枝三两去皮，甘草一两炙，杏仁七十个去皮尖。编者注）中加生黄芪、天花粉各五钱，一剂得汗而愈。（《医学衷中参西录·太阳病麻黄汤证》）

○ 一叟年六旬余。素吸鸦片，赢弱多病，于孟冬感冒风寒，其脉微弱而浮。愚用生黄芪数钱，同表散之药治之，得汗而愈。

间日，因有紧务事，冒寒出门，汗后重感，比前较剧。病卧旅邸，不能旋里。因延彼处医者延医，时身热饮水，病在阳明之腑。医者因其脉微弱，转进温补，病益进。更延他医，以为上有浮热，下有实寒，用附子、吴茱萸，加黄连治之。服后，齿龈尽肿，且甚疼痛，时觉烦躁，频频饮水，不能解渴。不得已复来迎愚。至诊其脉细而数，按之略实。

遂投以此汤（白虎加人参以山药代粳米汤：生石膏捣细三两、知母一两、人参六钱、生山药六钱、粉甘草三钱。上五味，用水五盅，煎取清汁三盅，先温服一盅，病愈者，停后服。若未痊愈者，过两点钟，再服一盅。主治寒温实热已入阳明之腑，燥渴嗜饮凉水，脉象细数者。编者注），加玄参六钱，以散其浮游之热。一剂牙疼即愈，烦躁与渴亦见轻。翌日用原方去玄参，将药煎

成，调入生鸡子黄三枚，作三次温饮下，大便得通而愈。(《医学衷中参西录·治伤寒温病同用方·白虎加人参以山药代粳米汤》)

○ 又曾治一人，年过三旬，身形素羸弱，又喜吸鸦片。于冬令得伤寒证，因粗通医学，自服麻黄汤，分毫无汗。求为诊视，脉甚微细，无紧象。遂即所用原方，为加生黄芪五钱，服后得汗而愈。

此二证皆用麻黄汤是不宜加知母，宜加黄芪者也。(《医学衷中参西录·论伤寒脉紧及用麻黄汤之变通法》)

伤　寒

○ 张金铎，天津东门里面粉庄理事，年三十八岁，于季冬得伤寒证，且无脉。

[病因] 旬日前曾感冒风寒，经医治愈，继出门做事，又感风寒遂得斯病。

[证候] 内外俱觉寒凉，头疼，气息微喘，身体微形寒战，六脉皆无。

[诊断] 盖其身体素弱，又在重感之余，风寒深入阻塞经络，是以脉闭。拟治以麻黄汤，再重加补气之药，补其正气以逐邪外出，当可奏效。

[处方] 麻黄三钱、生箭芪一两、桂枝尖二钱、杏仁（去皮）二钱、甘草二钱。

先煎麻黄数沸，吹去浮沫，再入余药同煎汤一大盅，温服，被覆取微汗。

[效果] 服药后周身得汗，其脉即出，诸病皆愈。

[说明] 按此证或疑系少阴伤寒，因少阴伤寒脉原微细，微细之至可至于无也。而愚从太阳治者，因其头疼、微喘、寒战，皆为太阳经之现象，而无少阴证蜷卧、但欲寐之现象也。是以于麻黄汤中，重加生黄

芪一两，以助麻、桂成功，此扶正即以逐邪也（《医学衷中参西录·论伤寒脉紧及用麻黄汤之变通法》《医学衷中参西录·太阳病麻黄证》也录入本案，编者注）。（《医学衷中参西录·伤寒门·伤寒脉闭》）

发　热

〇 黄芪不但能补气，用之得当，又能滋阴。

本村张媪年近五旬，身热痨嗽，脉数至八至，先用六味地黄丸加减煎汤服不效，继用左归饮加减亦不效。踌躇再四忽有会悟，改用生黄芪六钱、知母八钱，煎汤服数剂，见轻；又加丹参、当归各三钱，连服十剂痊愈。

盖人禀天地之气化以生，人身之气化即天地之气化。天地将雨之时，必阳气温暖上升，而后阴云四合，大雨随之。黄芪温升补气，乃将雨时上升之阳气也。知母寒润滋阴，乃将雨时四合之阴云也，二药并用，大具阳升阴应、云行雨施之妙。膏泽优渥，烦热自退，此不治之治也。况虚劳者多损肾，黄芪能大补肺气以益肾水之上源，使气旺自能生水，而知母又大能滋肺中津液，俾阴阳不至偏胜，而生水之功益普也。至数剂后，又加丹参、当归者，因血痹虚劳《金匮》合为一门，治虚劳者当防其血有痹而不行之处，故加丹参、当归以流行之也。（《医学衷中参西录·黄芪解》）

咳　嗽

〇 方书名咳喘曰"咳逆"，喘曰"喘逆"，因二证多由逆气上干也。而愚临证实验以来，知因大气下陷而咳喘者，亦复不少。盖肺悬胸中，必赖大气以包举之，而后有所附丽；大气以鼓舞之，而后安然呼吸。大气一陷，则包举之力微，肺即无所附丽，而咳嗽易生。鼓舞之机滞，肺必努力呼吸，而喘促易作。

　　曾治一少年，泄泻半载方愈。后因劳力过度，觉喉中之气不舒，五六呼吸之间，必咳嗽一两声，而其气始舒。且觉四肢无力，饮食懒进。诊其脉微弱异常，知其胸中大气下陷，投以拙拟升陷汤（生黄芪六钱、知母三钱、柴胡一钱五分、桔梗一钱五分、升麻一钱；主治胸中大气下陷，气短不足以息。编者注），数剂而愈。（《医学衷中参西录·治阴虚劳热方·醴泉饮》）

　　○ 黄芪之性，又善开寒饮。

　　台湾医士严坤荣来函，言其友避乱山中，五日未得饮食，甫归，恣饮新汲凉水，遂成寒饮结胸，喘嗽甚剧。医治二十余年，吐之、下之、温之，皆分毫无效。乞为疏方，并问《医学衷中参西录》载有服生硫黄法，不知东硫黄亦可服否？因作书以答之曰：详观来案，知此证乃寒饮结胸之甚者。拙著《医学衷中参西录》理饮汤（载三期三卷：白术四钱、干姜五钱、桂枝二钱、炙甘草二钱、茯苓片二钱、白芍二钱、橘红一钱半、川厚朴一钱半。服数剂后，饮虽开通，而气分若不足者，酌加生黄芪数钱。主治因心肺阳虚，致脾湿不升，胃郁不降，饮食不能运化精微，变为饮邪。编者注）原为治此证的方，特药味与分量当稍变更，今拟用生黄芪一两，干姜八钱，於术四钱，桂枝尖、茯苓片、炙甘草各三钱，川朴、陈皮各二钱，煎汤服。方中之义，用黄芪以补胸中大气，大气壮旺，自能运化水饮，仲景所谓"大气一转其气乃散"也。而黄芪生用，同干姜、桂枝又能补助心肺之阳，心肺阳足，如日丽中天，阴霾自开也。更用白术、茯苓以理脾之湿，厚朴、陈皮以通胃之气，气顺温消，痰饮自除。用炙甘草者，取其至甘之味，能调干姜之辣，而干姜得甘草且能逗留其势力，使之绵长，并能和缓其热力使不猛烈也。至东硫黄，择其纯黄无杂质者，亦可生服，特其热力甚微，必一次服至钱许方能有效，若干服汤药之外，兼用之以培下焦之阳，奏效当更捷也。此信去后，两阅月又接其函，言遵方用药，十余剂病即脱然痊愈。（《医学衷中参西录·黄芪解》）

○壬戌秋，台湾医士严坤荣为其友问二十六七年寒饮结胸，时发大喘，极畏寒凉，曾为开去此方（方中生箭芪用一两、干姜用八钱，非极虚寒之证不可用此重剂），连服十余剂痊愈。方中所以重用黄芪者，以其能补益胸中大气，俾大气壮旺自能运化寒饮下行也（本案为他人所治，编者注）。上所论三则，皆内伤喘证之由于肺者也。（《医学衷中参西录·总论喘证治法》）

○外甥王竹孙，年二十时，卧病数月不愈，精神昏愦，肢体酸懒，微似短气，屡次延医服药莫审病因，用药亦无效验。一日忽然不能喘息，张口呼气外出而气不上达，其气蓄极下迫肛门突出，约二十呼吸之顷，气息方通，一昼夜间如是者八九次。诊其脉关前微弱不起，知其胸中大气下陷，不能司肺脏呼吸之枢机也。遂投以人参一两、柴胡三钱、知母二钱，一剂而呼吸顺，又将柴胡改用二钱，知母改用四钱，再服数剂宿病亦愈。

按：拙著（《医学衷中参西录》）治大气下陷多重用生黄芪，取其补气兼能升气也。而此案与前案皆重用参者，因一当外感之余，津液铄耗，人参兼能滋津液；一当久病之余，元气亏损，人参兼能固元气也。（《医学衷中参西录·人参解》）

○一妇人，产后十余日，大喘大汗，身热痨嗽。医者用黄芪、熟地、白芍等药，汗出愈多。后愚诊视，脉甚虚弱，数至七至，审证论脉，似在不治。俾其急用生山药六两，煮汁徐徐饮之，饮完添水重煮，一昼夜所饮之水，皆取于山药中。翌日又换山药六两，仍如此煮饮之。三日后诸病皆愈。（《医学衷中参西录·治阴虚劳热方·一味薯蓣饮》）

○一妇人年五旬，上焦阳分虚损，寒饮留滞作嗽，心中怔忡，饮食减少，两腿畏寒，卧床不起者已二年矣。医者见其咳嗽怔忡，犹认为阴分虚损，复用熟地、阿胶诸滞泥之品，服之病益剧。后愚诊视，脉甚弦细，不足四至，投以拙拟理饮汤（白术四钱、干姜五钱、桂枝二钱、炙甘草二钱、茯苓片二钱、白芍二钱、橘红一钱半、川厚朴一钱半。服数剂后，饮虽开通，而气分若不足者，酌加生黄芪数钱。主治因心肺阳虚，致脾湿不升，胃郁不降，饮食不能运化精微，变为饮邪。编者注）加附子三钱，服七八日咳嗽见轻，饮食稍多，而仍不觉热，知其数载沉疴，非程功半载不能愈也。俾每日于两餐之前服生硫黄三分，体验加多，后服数月，其病果愈。

按：古方中硫黄皆用石硫黄，而今之硫黄皆出于石膏其色黄而亮，砂粉甚大且无臭气者即堪服食。且此物燃之虽气味甚烈，嚼之实无他味。无论病在上在下，皆宜食前喝服，服后即以饭压之。若不能嚼服者，为末开水送服亦可，且其力最长，即一日服一次，其热亦可昼夜不歇。（《医学衷中参西录·杂录·服硫黄法》）

○一人，年二十四。胸中满闷，昼夜咳嗽，其咳嗽时，胁下疼甚。诊其脉象和平，重按微弦无力。因其胁疼，又兼胸满，疑其气分不舒，少投以理气之药；为其脉稍弱，又以黄芪佐之，而咳嗽与满闷益甚，又兼言语声颤动。乃细问病因，知其素勤稼穑，因感冒懒食，犹枵腹力作，以致如此。据此病因，且又服理气之药不受，其为大气下陷无疑。遂投以升陷汤（生箭芪六钱、知母三钱、柴胡一钱五分、桔梗一钱五分、升麻一钱。主治胸中大气下陷，气短不足以息，或努力呼吸，有似乎喘；或气息将停，危在顷刻。编者注）四剂，其病脱然。

按：此证之形状，似甚难辨，因初次未细诘问，致用药少有差错，犹幸迷途未远即能醒悟，而病亦旋愈。由斯观之，临证者甚勿自矜明察，而不屑琐琐细问也。（《医学衷中参西录·治大气下陷方·升陷汤》）

○一人，年二十余。动则作喘，时或咳嗽。医治数年，病转增剧，皆以为痨疾不可治。其脉非微细，而指下若不觉其动。知其大气下陷，不能鼓脉外出，以成起伏之势也。投以升陷汤（生箭芪六钱、知母三钱、柴胡一钱五分、桔梗一钱五分、升麻一钱。主治胸中大气下陷，气短不足以息，或努力呼吸，有似乎喘；或气息将停，危在顷刻。编者注），加人参、天冬各三钱，连服数剂而愈。

其父喜曰："族人向有此证者，四年而亡。今此子病已三年，得遇先生而愈，是果何处得此神方，而能挽回人命也？"因其病久，俾于原方中减去升麻，为末炼蜜作丸药，徐服月余，以善其后。(《医学衷中参西录·治大气下陷方·升陷汤》)

〇一人，年三十余，肺中素郁痰火，又为外感拘束，频频咳嗽，吐痰腥臭，恐成肺痈，求为诊治。其脉浮而有力，关前兼滑。遂先用越婢汤（麻黄、石膏、生姜、甘草、大枣。编者注），解其外感，咳嗽见轻，而吐痰腥臭如故。次用葶苈（生者三钱纱袋装之）大枣（七枚劈开）汤，泻其肺中壅滞之痰，间日一服。又用三七、川贝、粉甘草、金银花为散，鲜地骨皮煎汤，少少送服，日三次。即用葶苈大枣汤之日，亦服一次。如此调治数日，葶苈大枣汤用过三次，痰涎顿少，亦不腥臭。继用清金益气汤（生黄芪三钱、生地黄五钱、知母三钱、粉甘草三钱、玄参三钱、沙参三钱、川贝母二钱、炒牛蒡子三钱。主治尪羸少气，劳热咳嗽，肺痿失音，频吐痰涎，一切肺金虚损之病。编者注），贝母、牛蒡子各加一钱，连服十余剂，以善其后。(《医学衷中参西录·治肺病方·清金益气汤》)

〇一人，年四十八。素有喘病，薄受外感即发，每岁反复二三次。医者投以小青龙加石膏汤辄效。一日反复甚剧，大喘昼夜不止。医者投以从前方两剂，分毫无效。延愚诊视，其脉数至六至，兼有沉濡之象。疑其阴虚不能纳气，故气上逆而作喘也。因其脉兼沉濡，不敢用降气之品。遂用熟地黄、生山药、枸杞、玄参大滋真阴之品，大剂煎汤，送服人参小块（人参用块之理详第一卷十全育真汤下）二钱。连服三剂，喘虽见轻，仍不能止。复诊视时，见令人为其捶背，言背常发紧，捶之则稍轻，呼吸亦稍舒畅。此时，其脉已不数，仍然沉濡。因细询此次反复之由，言曾努力搬运重物，当时即觉气分不舒，迟两三日遂发喘。乃恍悟，此证因阴虚不能纳气，故难于吸。因用力太过，大气下陷，故难于呼。其呼吸皆须努力，故呼吸倍形迫促。但用纳气法治之，止治其病因之半，是以其喘亦止愈其半也。

遂改用升陷汤（生箭芪六钱、知母三钱、柴胡一钱五分、桔梗一钱五分、升麻一钱。主治胸中大气下陷，气短不足以息，或努力呼吸，有似乎喘；或气息将停，危在顷刻。编者注），方中升麻、柴胡、桔梗，皆不敢用，以桂枝尖三钱代之。又将知母加倍，再加玄参四钱，连服数剂痊愈。

按：此证虽大气下陷，而初则实兼不纳气也。升麻、柴胡、桔梗虽能升气，实与不纳气之证有碍，用之恐其证仍反复。惟桂枝性本条达，能引脏腑之真气上行，而又善降逆气。仲景苓桂术甘汤，用之以治短气，取其能升真气也。桂枝加桂汤，用之以治奔豚，取其能降逆气也。且治咳逆上气吐吸（喘也），《本经》原有明文。既善升陷，又善降逆，用于此证之中，固有一无二之良药也。

或问：桂枝一物耳，何以既能升陷又能降逆？答曰：其能升陷者，以其为树之枝，原在上，桂之枝又直上而不下垂，且色赤属火，而性又温也；其能降逆者，以其味辛，且华于秋，得金气而善平肝木，凡逆气之缘肝而上者（逆气上升者多由于肝），桂枝皆能镇之。大抵最良之药，其妙用恒令人不测。拙拟参赭镇气汤（在第二卷）后，有单用桂枝治一奇病之案。且详论药性之妙用，可以参观。（《医学衷中参西录·治大气下陷方·升陷汤》）

〇一人，年四十许。每岁吐血两三次，如此四年，似有一年甚于一年之势，其平素常常咳嗽，痰涎壅滞，动则作喘，且觉短气。其脉沉迟微弱，右部尤甚。知其病源系大气下陷，投以升陷汤（生箭芪六钱、知母三钱、柴胡一钱五分、桔梗一钱五分、升麻一钱。主治胸中大气下陷，气短不足以息，或努力呼吸，有似乎喘；或气息将停，危在顷刻。编者注），加龙骨、牡蛎（皆不用煅）、生地黄各六钱，又将方中知母改用五钱，连服三剂，诸病皆愈。遂减去升麻，又服数剂以善其后。

或问：吐血之证，多由于逆气上干而血随气升。此证既大气下陷，当有便血、溺血之证，何以竟吐血乎？答曰：此证因大气陷后，肺失其养，痨嗽不已，以致血因嗽甚而吐出也。究之胸中大气，与上逆之气原迥异。夫大气为诸气之纲领，大气陷后，诸气无所统摄，或更易于上干。且更有逆气上干过甚，排挤胸中大气下陷者（案详第二卷参赭镇气汤下）。至便血、溺血之证，由于大气下陷者诚有之，在妇女更有因之血崩者（案详第八卷固冲汤下）。又转有因大气下陷，而经血倒行，吐血、衄血者（案详第八卷加味麦门冬汤下）。是知大气既陷，诸经之气无所统摄，而或上或下错乱妄行，有不能一律论者。

或问：龙骨、牡蛎为收涩之品，大气陷者宜升提，不宜收涩。今方中重用二药，皆至六钱，独不虑其收涩之性，有碍大气之升乎？答曰：龙骨、牡蛎最能摄血之本源。此证若但知升其大气，恐血随升气之药复妄动，于升陷汤中加此二药，所以兼顾其血也。且大气下陷后，虑其耗散，有龙骨、牡蛎以收敛之，转能辅升陷汤之所不逮。况龙骨善化瘀血（《本经》主癥瘕），牡蛎善消坚结（观其治瘰疬可知），二药并用，能使血之未离经者永安其宅，血之已离经者尽化其滞。加于升陷汤中，以治气陷兼吐血之证，非至稳善之妙药乎！

按：吐血证最忌升麻。此证兼吐血，服升陷汤时，未将升麻减去者，因所加之龙骨、牡蛎原可监制之，而服药之时，吐血之证犹未反复也。若恐升麻有碍血证时，亦可减去之，多加柴胡一钱。（《医学衷中参西录·治大气下陷方·升陷汤》）

○ 一少年，因感冒懒于饮食，犹勤稼穑，枵腹力作，遂成痨嗽。过午发热，彻夜咳吐痰涎。医者因其年少，多用滋阴补肾之药，间有少加参、芪者。调治两月不效，饮食减少，痰涎转增，渐至不起，脉虚数兼有弦象，知其肺脾皆有伤损也。授以此方（珠玉二宝粥：生山药二两、生薏米二两、柿霜饼八钱。主治脾肺阴分亏损，饮食懒进，虚热痨嗽，并治一切阴虚或问：脉现弦象，何以即知其脾肺伤损？答曰：脉虽分部位，而其大致实不分部位。今此证左右之脉皆弦，夫弦为肝脉，肝盛必然侮脾，因肝属木脾属土也。且五行之中，惟土可以包括四行，即脾气可以包括四脏。故六部脉中，皆以和缓为贵，以其饶有脾土之气也。今其脉不和缓而弦硬，其脾气受伤，不能包括四脏可知。又肺属金，所以镇肝木者也，故肺金清肃之气下行，肝木必不至恣横，即脉象不至于弦。今其脉既现如此弦象，则肺金受伤，不能镇肝木更可知也。(《医学衷中参西录·治阴虚劳热方·珠玉二宝粥》)

○ 又曾治一人，年近五旬，素有喘疾。因努力任重，旧证复发。延医服药罔效。后愚诊视其脉，数近六至，而兼有沉濡之象。愚疑其阴虚不能纳气，因其脉兼沉濡，不敢用降气之药。遂用熟地、生山药、枸杞、玄参大滋真阴之药，大剂煎汤，送下人参小块二钱，连服三剂脉即不数，仍然沉濡，喘虽见轻，仍不能愈。因思此证得之努力任重，胸中大气因努力而陷，所以脉现沉濡，且其背恶寒而兼发紧，此亦大气下陷之征也。亦治以升陷汤（生黄芪六钱、知母三钱、柴胡一钱五分、桔梗一钱五分、升麻一钱；主治胸中大气下陷，气短不足以息。编者注），方中升麻、柴胡、桔梗皆不敢用，以桂枝尖三钱代之。因其素有不纳气之证，桂枝能升大气，又能纳气归肾也（理详第二卷参赭镇气汤下）。又外加滋阴之药，数剂痊愈（详案在第四卷升陷汤下）。

按：此二证之病因，与醴泉饮所主之病迥异，而其咳喘则同。必详观升陷汤后跋语，及所载诸案，始明治此二证之理。而附载于此者，恐临证者审证不确，误以醴泉饮治之也。(《医学衷中参西录·治阴虚劳热方·醴泉饮》)

○ 又乙丑季夏上旬，曾治刘衣福，年过四旬，因分家起争，被其弟用刀伤脐下，其肠流出盈盆，忽然上气喘急，大汗如雨。经数医诊治，皆无把握，因迎生速往诊视。观其形状危险，有将脱之势，遂急用生黄芪、净萸肉、生山药各一两，固其气以防其脱。煎汤服后，喘定汗止。查看其肠已破，流有粪出，遂先用灰锰氧冲水，将粪血洗净。所破之肠，又急用桑根白皮作线为之缝好，再略上磺碘，将其肠慢慢纳进。再用洋白线将肚皮缝好。又用纱布浸灰锰氧水中，候温，复其上，用白士林少调磺碘作药棉，复其上，用绷带扎住，一日一换。内服用《衷中参西录》内托生肌散（生黄芪四两、甘草二两、生明乳香一两半、生明没药一两半、生杭芍二两、天花粉三两、丹参一两半。上七味共为细末，开水送服三钱，日三次。若将散剂变作汤剂，须先将花粉改用四两八钱，一剂分作八次煎服，较散剂生肌尤速。主治瘰疬疮疡破后，气血亏损不能化脓生肌，或其疮数年不愈，外边疮口甚小，里边溃烂甚大，且有窜至他处不能敷药者。编者注），变为汤剂，一日煎渣再服。三星期痊愈。

按：此证未尝用妙化丹，因其伤重而且险，竟能救愈，洵堪为治此重伤者之表准，故连类及之。且所用内托生肌散，为愚治疮毒破后生肌之方，凡疮破后溃烂、不速生肌者，用之最效。若欲将散剂变为汤剂，宜先将天花粉改为四两，一剂分作八剂，一日之间煎渣再服，其生肌之力较服散药尤效。又愚答友人陆晋笙书中（在后），有脐下生疮破后出尿之方，较此方少丹参，用之亦甚效验，能治愈至险之疮证，可参观。（《医学衷中参西录·外伤甚重救急方》）

○又友人张少白，曾治京都阎姓叟。年近七旬，素有痨疾，发则喘而且嗽。于冬日感冒风寒，上焦烦热，痨疾大作，痰涎胶滞，喘促异常。其脉关前洪滑，按之有力。少白治以生石膏二两以清时气之热，因其痨疾，加沉香五钱，以引气归肾。且以痰涎太盛，石膏能润痰之燥，不能行痰之滞，故又借其辛温之性，以为石膏之反佐也。一日连服二剂，于第二剂加清竹沥二钱，病若失。痨疾亦从此除根永不反复。夫痨疾至年近七旬，本属不治之证，而事出无心，竟以重用石膏治愈之，石膏之功用，何其神哉。

愚因闻此案，心有会悟，拟得治肺痨黄芪膏方［黄芪膏：生黄芪四钱、生石膏（捣细）四钱、鲜茅根切碎四钱或干者二钱、粉甘草细末二钱、生怀山药细末三钱、净蜂蜜一两。上药六味，先将黄芪、石膏、茅根煎十余沸去渣，澄取清汁二杯，调入甘草、山药末同煎，煎时以筷搅之，勿令二末沉锅底，一沸其膏即成。再调入蜂蜜，令微似沸，分三次温服下，一日服完，如此服之，久而自愈。然此乃预防之药，喘嗽未犯时，服之月余，能拔除病根。主治肺有痨病，薄受风寒即喘嗽，冬时益甚者。张锡纯阐发其方义说：肺胞之体，原玲珑通彻者也。为其玲珑通彻，故具阖辟之机，而司呼吸之气。其阖辟之机无碍，即呼吸之气自如也。有时肺脏有所损伤，其微丝血管及肺胞涵津液之处，其气化皆湮淤凝滞，致肺失其玲珑之体，即有碍于阖辟之机，呼吸即不能自如矣。然当气候温和时，肺叶舒畅，呼吸虽不能自如，犹不至甚剧。有时薄受风寒，及令届冱寒之时，肺叶收缩，则瘀者益瘀，能阖而不能辟，而喘作矣。肺中之气化，瘀而且喘，痰涎壅滞，而嗽亦作矣。故用黄芪以补肺之阳，山药以滋肺之阴，茅根以通肺之窍，俾肺之阴阳调和，窍络贯通，其阖辟之力自适均也。用石膏者，因其凉而能散，其凉也能调黄芪之热，其散也能助茅根之通也。用甘草者，因其味甘，归脾益土，即以生金也。用蜂蜜者，因其甘凉滑润，为清肺润肺、利痰宁嗽之要品也。方见《治肺病方》，编者注］，其中亦用生石膏，服者颇有功效（本案为他人所治，编者注）。（《医学衷中参西录·石膏解》）

肺 痈

○奉天车站开饭馆者赵焕章，年四十许。心中发热、懒食、咳嗽、吐痰腥臭，羸弱不能起床。询其得病之期，至今已迁延三月矣。其脉一分钟八十五至，左脉近平和，右脉滑而实，舌有黄苔满布，大便四五日一行且甚燥。知其外感，稽留于肺胃，久而不去，以致肺脏生炎，久而欲腐烂也。西人谓肺结核证至此已不可治。而愚慨然许为治愈，投以清金解毒汤（生明乳香三钱、生明没药三钱、粉甘草三钱、生黄芪三钱、玄参三钱、沙参三钱、牛蒡子三钱、贝母三钱、知母三钱、三七二钱。主治肺脏损烂，或将成肺痈，或咳嗽吐脓血者，又兼治肺结核。编者注）去黄芪，加生山药六钱、生石膏一两，三剂后热大清减，食量加增，咳嗽吐痰皆见愈，遂去山药，仍加黄芪三钱，又去石膏，以花粉六钱代之，每日兼服阿司匹林四分瓦之一，如此十余日后，病见大愈，身体康健，而间有咳嗽之时，因忙碌遂停药不服。二十日后，咳嗽又剧，仍吐痰有臭，再按原方加减治之，不甚效验。亦俾服犀黄丸病（乳香、没药末各一两，麝香钱半，犀牛黄三分，共研细。取黄米饭一两捣烂，入药再捣为丸，莱菔子。每服三钱，热陈酒送下。编者注）遂愈。（《医学衷中参西录·治肺病方·消凉华盖饮》）

○一人，年三十余，昼夜咳嗽，吐痰腥臭，胸中隐隐作疼，恐成肺痈，求为诊治。其脉浮而有力，右胜于左，而按之却非洪实。投以清金解毒汤（生明乳香三钱、生明没药三钱、粉甘草三钱、生黄芪三钱、玄参三钱、沙参三钱、牛蒡子三钱、贝母三钱、知母三钱、三七二钱。主治肺脏损烂，或将成肺痈，或咳嗽吐脓血者，又兼治肺结核。编者注），似有烦躁之意，大便又滑泻一次。自言从前服药，略补气分，即觉烦躁，若专清解，又易滑泻，故屡次延医无效也。遂改用粉甘草两半，金银花一两、知母、牛蒡子各四钱，煎汤一大碗，分十余次温饮下，俾其药力常在上焦，十剂而愈。后两月，因劳力过度旧证复发，胸中疼痛甚于从前，连连咳吐，痰中兼有脓血。再服前方不效，为制此汤，两剂疼止。为脉象虚弱，加野台参三钱、天冬四钱，连服十剂痊愈。（《医学衷中参西录·治肺病方·消凉华盖饮》）

心　悸

○湖北督署韩承启，庆轩寅友也。其夫人年六旬，家多肝郁，浸至胸中大气下陷。其气短不足以息，因而努力呼吸，有似乎喘，喉干作渴，心中满闷怔忡，其脉甚沉微。知其胸中大气下陷过甚，肺中呼吸几有将停之势，非投以第四卷首方升陷汤（生黄芪六钱、知母三钱、柴胡一钱五分、桔梗一钱五分、升麻一钱；主治胸中大气下陷，气短不足以息。编者注）以升补其大气不可。为录出原方，遵注大气陷之甚者将升麻加倍服。一剂后，吐出黏涎数碗，胸中顿觉舒畅。又于方中加半夏、陈皮，连服三剂，病遂霍然。盖此证因大气下陷，其胸肺胃脱无大气以斡旋之，约皆积有痰涎，迨服药后，大气来复，故能运转痰涎外出，此《金匮·水气门》所谓"大气一转，其气（水气即痰涎）乃散"也。从此知《衷中参西录》实为医学家不可不备之要书也。后大气下陷证数见不鲜，莫不用升陷汤加减治愈（本案为他人所治，编者注）。（《医学衷中参西录·宗弟相臣来函》）

〇一媪，年近六旬。资禀素弱，又兼家务劳心，遂致心中怔忡，肝气郁结，胸腹胀满，不能饮食，舌有黑苔，大便燥结，十数日一行。广延医者为治，半载无效，而羸弱支离，病势转增。后愚诊视，脉细如丝，微有弦意，幸至数如常，知犹可治。遂投以升降汤（野台参二钱、生黄芪二钱、白术二钱、广陈皮二钱、川厚朴二钱、生鸡内金二钱、知母三钱、生杭芍三钱、桂枝尖一钱、川芎一钱、生姜二钱。治肝郁脾弱，胸胁胀满，不能饮食。宜与第五期《衷中参西录》论肝病治法参看。编者注），为舌黑便结，加鲜地骨皮一两，数剂后，舌黑与便结渐愈，而地骨皮亦渐减。至十剂病愈强半，共服百剂，病愈而体转健康。

按：人之脏腑，脾胃属土，原可包括金、木、水、火诸脏。是故肝气宜升，非脾土之气上行，则肝气不升。胆火宜降，非胃土之气下行，则胆火不降（黄坤载曾有此论甚确）。所以《内经》论厥阴治法，有"调其中气，使之和平"之语。所谓"中气"者，指"脾胃"而言也。所谓"使之和平"者，指"厥阴肝经"而言也。厥阴之治法如斯，少阳之治法亦不外斯。至仲景祖述《内经》，继往开来，作《伤寒论》一书，于治少阳寒热往来有小柴胡汤，方中用人参、甘草、大枣、半夏以调理脾胃，所谓调其中气使之和平也。治厥阴干呕、吐涎沫，有吴茱萸汤，方中亦用人参、大枣以调理脾胃，亦所谓调其中气使之和平也。且小柴胡汤中，以柴胡为君，虽系少阳之药，而《本经》谓其主肠胃中结气，饮食积聚，寒热邪气，推陈致新。细绎《本经》之文，则柴胡实亦为阳明之药，而兼治少阳也。观《本经》《内经》与《伤寒》《金匮》诸书，自无疑于拙拟之升降汤矣。(《医学衷中参西录·治气血郁滞肢体疼痛方·升降汤》)

○一妇人，年二十余。资禀素羸弱，因院中失火，惊恐过甚，遂觉呼吸短气，心中怔忡，食后更觉气不上达，常作太息。其脉近和平，而右部较沉。知其胸中大气，因惊恐下陷，《内经》所谓恐则气陷也。

遂投以升陷汤（生箭芪六钱、知母三钱、柴胡一钱五分、桔梗一钱五分、升麻一钱。主治胸中大气下陷，气短不足以息，或努力呼吸，有似乎喘；或气息将停，危在顷刻。编者注），为心中怔忡，加龙眼肉五钱，连服四剂而愈。
(《医学衷中参西录·治大气下陷方·升陷汤》)

○又价儒之内，以其夫病势沉重，深恐难起，忧虑成疾，心内动悸，病塞短气。医者以为痰郁，用二陈汤加减清之，病益加剧。因鉴其父为药所误，遂停药不敢服。此际愚正在城中为价儒调治余病。俟愚来家求诊。见其满面油光，两手尺寸之脉皆极沉，惟关脉坚而有力。愚曰：此乃胸中大气下陷，何医者不明如是，而用清痰之二陈也。今两关脉之坚弦，乃彼用药推荡之力。诊际，大气一陷，遂全身一战，冷汗满额，心即连次跳动十余次。遂用大气下陷门中之升陷汤（生黄芪六钱、知母三钱、柴胡一钱五分、桔梗一钱五分、升麻一钱；主治胸中大气下陷，气短不足以息。编者注），再仿逍遥散、炙甘草汤之意，提其下陷之气，散其中宫之布，开以交其心肾。一剂而三部平，大气固。嗣因尺中太微，而理气药及升、柴等药皆不敢用，遂按大气下陷门之意及虚劳门之法，精心消息，调治而愈。今食量增加，气日壮矣（本案为他人所治，编者注）。此三

人病愈甚喜，屡请愚函谢先生著书治人之德，故将三人之病详细报告于上下也。(《医学衷中参西录·张让轩来函》)

○ 又五家嫂及内子两人，系因家务心力煎劳，自觉无日不病者。五家嫂怔忡异常，每犯此病，必数日不能起床，须人重按其心，终日面目虚浮，无病不有。而内子则不但怔忡，寒热往来，少腹重坠，自汗、盗汗，亦无定时，面目手足及右腿无日不肿。而两人丸药日不离口，不但无效，更渐加剧。

后伖查《衷中参西录》大气下陷一切方案，确知两人皆系大气下陷无疑。服升陷汤（生黄芪六钱、知母三钱、柴胡一钱五分、桔梗一钱五分、升麻一钱；主治胸中大气下陷，气短不足以息。编者注）数剂，并加滋补之味，而各病若失，现今均健壮如常矣（本案为他人所治，编者注）。(《医学衷中参西录·卢月潭来函》)

不　寐

○ 西丰县张继昌，年十八九，患病数年不愈，来院诊治。其证夜不能寐，饮食减少，四肢无力，常觉短气。其脉关前微弱不起。知系胸中大气下陷，故现种种诸证。投以升陷汤（生黄芪六钱、知母三钱、柴胡一钱五分、桔梗一钱五分、升麻一钱；主治胸中大气下陷，气短不足以息。编者注），为其不寐，加熟枣仁、龙眼肉各四钱，数剂痊愈。(《医学衷中参西录·大气诠》)

不　语

○ 奉天大东关于氏女，年近三旬，出嫁而孀，依于娘门。其人善英文英语，英商之在奉者，延之教其眷属。因病还家，夜中忽不能言，并不能息。其同院住者王子岗系愚门生，急来院叩门求为挽救。因向曾为诊脉，方知其气分甚弱，故此次直断为胸中大气下陷，不能司肺脏之呼吸，是以气息将停而言不能出也。急为疏方，用生箭芪一两、当归四钱、升麻二钱，煎服，须臾即能言语。

翌晨，昇至院中，诊其脉沉迟微弱，其呼吸仍觉气短，遂用原方减升麻之半，又加山药、知母各三钱，柴胡、桔梗各钱半（此方去山药，即拙拟升陷汤，载处方编中四卷专治大气下陷）连服数剂痊愈。

按：此证脉迟而仍用知母者，因大气下陷之脉，大抵皆迟，非因寒凉而迟也。用知母以济黄芪之热，则药性和平，始能久服无弊（《医学衷中参西录·大气诠》也录入本案。编者注）。（《医学衷中参西录·黄芪解》）

神　昏

○ 曾治一赵姓媪，年近五旬，忽然昏倒不语，呼吸之气大有滞碍，几不能息，其脉微弱而迟。询其生平，身体羸弱，甚畏寒凉，恒觉胸中满闷，且时常短气。即其素日资察及现时病状以互勘病情，其为大气下陷兼寒饮结胸无疑。然此时形势将成痰厥，住在乡村取药无及，遂急用胡椒二钱，捣碎煎两三沸，澄取清汤灌下。须臾胸中作响，呼吸顿形顺利。继用干姜八钱，煎汤一盏，此时已自能饮下。须臾气息益顺，精神亦略清爽，而仍不能言，且时作呵欠，十余呼吸之顷必发太息，知其寒饮虽开，大气之陷者犹未复也。遂投以拙拟回阳升陷汤（生黄芪六钱、知母三钱、柴胡一钱五分、桔梗一钱五分、升麻一钱；主治胸中大气下陷，气短不足以息。编者注）。服数剂，呵欠与太息皆愈，渐能言语。

按：此证（《医学衷中参西录·治大气下陷方·回阳升陷汤》也录入本案。编者注）初次单用干姜开其寒饮，而不敢佐以赭朴诸药以降下之者，以其寒饮结胸又兼大气下陷也。设若辨证不清而误用之，必至凶危立见，此审证之当细心也。（《医学衷中参西录·论结胸治法》）

○ 晓秋素羸，为防身计，故喜阅医书。

庚午季秋，偶觉心中发凉，服热药数剂无效，迁延旬日，陡觉凉气上冲脑际，倾失知觉，移时始苏，日三四发，服次延医诊治不愈。乃病不犯时，心扰清白，遂细阅《衷中参西录》，忽见夫子治坐则左边下坠，睡时不敢向左侧之医案，断为肝虚。且谓黄芪与肝木有同气相求之妙用，遂重用生黄芪治愈。乃恍悟晓秋睡时亦不能左侧，知病源实为肝虚；其若斯之凉者，肝中所寄之相火衰也。爰用生箭芪二两、广条桂五钱，因小便稍有不利，又加椒目五钱。煎服一剂，病大见愈。遂即原方连服数剂痊愈。于以叹夫子断病之确，审药之精，此中当有神助，宜医界推第一人也（本案为他人所治，编者注）。（《医学衷中参西录·仲晓秋来函》）

○ 长子荫潮曾治一妇人，年四十许。骤得下血证甚剧，半日之间，即气息奄奄，不省人事。其脉右寸关微见，如水上浮麻，不分至数，左部脉皆不见。急用生黄芪一两，大火煎数沸灌之，六部脉皆出。然微细异常，血仍不止。观其形状，呼气不能外出，又时有欲大便之意，知其为大气下陷也（大气下陷，详第四卷升西安汤），遂为开固冲汤（白术一两、生黄芪六钱、龙骨八钱、牡蛎八钱、山茱萸八钱、生杭芍四钱、海螵蛸四钱、茜草三钱、棕边炭二钱、五倍子五分。主治妇女血崩。编者注）方，将方中黄芪改用一两。早十一点钟，将药服下，至晚三点钟，即愈如平时（后荫潮在京，又治一血崩证，先用固冲汤不效，加柴胡二钱，一剂即愈，足见柴胡升提之力，可为治崩要药）。

或问：血崩之证，多有因其人暴怒，肝气郁结，不能上达，而转下冲肾关，致经血随之下注者，故其病俗亦名之曰气冲。兹方中多用涩补之品，独不虑于肝气郁者，有妨碍乎？答曰：此证虽有因暴怒气冲而得者，然当其血大下之后，血脱而气亦随之下脱，则肝气之郁者，转可因之而开。且病急则治其标，此证诚至危急之病也。若其证初得，且不甚剧，又实系肝气下冲者，亦可用升肝理气之药为主，而以收补下元之药辅之也（本案为他人所治，编者注）。（《医学衷中参西录·治女科方·固冲汤》）

胃 脘 痛

○ 天津十区宝华里，徐氏妇，年近三旬，得胃脘疼闷证。

[**病因**] 本南方人，久居北方，远怀乡里，归宁不得，常起忧思，因得斯证。

[**证候**] 中焦气化凝郁，饮食停滞艰于下行，时欲呃逆，又苦不能上达，甚则蓄极绵绵作疼。其初病时，惟觉气分不舒，服药治疗三年，病益加剧，且身形亦渐羸弱，呼吸短气，口无津液，时常作渴，大便时常干燥，其脉左右皆弦细，右脉又兼有牢意。

[**诊断**] 《内经》谓脾主思，此证乃过思伤脾以致脾不升胃不降也。为其脾气不上升，是以口无津液，呃逆不能上达；为其胃气不降，是以饮食停滞，大便干燥。治之者当调养其脾胃，俾还其脾升胃降之常，则中焦气化舒畅，疼胀自愈，饮食加多而诸病自除矣。

[**处方**] 生怀山药一两、大甘枸杞八钱、生箭芪三钱、生鸡内金（黄色的捣）三钱、生麦芽三钱、玄参三钱、天花粉三钱、天冬三钱、生杭芍二钱、桂枝尖钱半、生姜三钱、大枣（掰开）三枚。

共煎汤一大盅，温服。

[**方解**] 此方以山药、枸杞、黄芪、姜、枣培养中焦气化，以麦芽升脾（麦芽生用善升），以鸡内金降胃（鸡内金生用善降），以桂枝升脾兼以降胃（气之当升者遇之则升，气之当降者遇之则降），又用玄参、花粉诸药，以调剂姜、桂、黄芪之温热，则药性归于和平，可以久服无弊。

复诊 将药连服五剂，诸病皆大轻减，而胃疼仍未脱然，右脉仍有牢意。度其疼处当有瘀血凝滞，拟再于升降气化药中加消瘀血之品。

[**处方**] 生怀山药一两、大甘枸杞八钱、生箭芪三钱、玄参三钱、天花粉三钱、生麦芽三钱、生鸡内金（黄色的捣）二钱、生杭芍二钱、桃仁（去皮炒捣）二钱、广三七（轧细）二钱。

药共十味，将前九味煎汤一大盅，送服三七末一半，至煎渣再服时，仍送服其余一半。

[**效果**] 将药连服四剂，胃中安然不疼，诸病皆愈，身形渐强壮。脉象已如常人，将原方再服数剂以善其后。

[**或问**] 药物之性原有一定，善升者不能下降，善降者不能上升，此为一定之理，何以桂枝之性既善上升，又善下降乎？答曰：凡树枝之形状，分鹿角、蟹爪两种，鹿角者属阳，蟹爪者属阴。桂枝原具鹿角形状，且又性温，温为木气，为其得春木之气极厚，是以普升，而其味又甚辣，辣为金味，为其得秋金之味最厚，是以善降。究之其能升兼能降之理，乃天生使独，又非可仅以气味相侧之。且愚谓气之当升不升者，遇桂枝则升，气之当降不降者，遇桂枝则降，此虽从实验中得来，实亦读《伤寒》《金匮》而先有会悟今试取《伤寒》《金匮》凡用桂枝之方，汇通参观，自晓抬无展义矣。(《医学衷中参西录·肠胃病门·胃脘疼闷》)

痞 满

○ 沧州程家林董氏女，年二十余。胸胁满闷，心中怔忡，动则自汗，其脉沉迟微弱，右部尤甚，为其脉迟，疑是心肺阳虚，询之不觉寒凉，知其为胸中大气下陷也。其家适有预购黄芪一包，俾用一两煎汤服之。其族兄捷亭在座，其人颇知医学，疑药不对证。愚曰：勿多疑，倘有差错，余职其咎。服后，果诸病皆愈。

捷亭疑而问曰：《本经》黄芪原主大风，有透表之力，生用则透表之力益大，与自汗证不宜，其性升而能补，有膨胀之力，与满闷证不宜，今单用生黄芪两许，而两证皆愈，并心中怔忡亦愈，其义何居？答曰：黄芪诚有透表之力，气虚不能逐邪外出者，用于发表药中，即能得汗，若其阳强阴虚者，误用之则大汗如雨不可遏抑。惟胸中大气下陷，致外卫之气无所统摄而自汗者，投以黄芪则其效如神。至于证兼满闷而亦用之者，确知其为大气下陷，呼吸不利而作闷，非气郁而作闷也。至于心与肺同悬胸中，皆大气之所包举，大气升则心有所根据，故怔忡自止也。董生闻之，欣喜异常曰：先生真我师也。继加桔梗二钱、知母三钱，又服两剂以善其后。(《医学衷中参西录·黄芪解》)

○一媪，年六旬。气弱而且郁，心腹满闷，不能饮食，一日所进谷食，不过两许，如此已月余矣。愚诊视之，其脉甚微细，犹喜至数调匀，知其可治。遂用此汤（理冲汤：生黄芪三钱、党参二钱、白术二钱、生山药五钱、天花粉四钱、知母四钱、三棱三钱、莪术三钱、生鸡内金三钱。用水三盅，煎至将成，加好醋少许，滚数沸服。服此汤十余剂后，虚证自退，三十剂后，瘀血可尽消。主治经闭，或产后恶露不尽结为癥瘕、痨瘵、癥瘕、积聚、气郁、脾弱、满闷、痞胀。编者注），将三棱、莪术各减一钱，连服数剂，即能进饮食。又服数剂，病遂痊愈。(《医学衷中参西录·治女科方·理冲汤》)

○一妇人年近五旬，常觉短气，饮食减少，屡延医服药，或投以宣通，或投以升散，或投以健补脾胃兼理气之品，皆分毫无效。浸至饮食日减，羸弱不起，奄奄一息，病家亦以为不治之证。后闻愚在邻村屡救危险之证，延为诊视。其脉弦细欲无，频吐稀涎，心中觉有物阻塞，气不上达，知为寒饮凝结。投以理饮汤（白术四钱、干姜五钱、桂枝二钱、炙甘草二钱、茯苓片二钱、白芍二钱、橘红一钱半、川厚朴一钱半。编者注），方中干姜改用七钱，连服三剂，胃口开通，又觉呼吸无力，遂于方中加生黄芪三钱，连服十余剂痊愈。(《医学衷中参西录·干姜解》)

结　胸

○详观来案，知此证乃寒饮结胸之甚者。拙著《衷中参西录》理饮汤（白术四钱、干姜五钱、桂枝二钱、炙甘草二钱、茯苓片二钱、白芍二钱、橘红一钱半、川厚朴一钱半。编者注），原为治此证的方，特其药味与分量宜稍为更改耳。今拟一方于下，以备采择。方用生箭芪一两，干姜八钱，於术四钱，桂枝尖、茯苓片、炙甘草各三钱，厚朴、陈皮各二钱，煎汤服。方中之义：用黄芪以补胸中大气，大气壮旺，自能运化水饮，仲景所谓"大气一转，其气（指水饮之气）乃散"也，而黄芪协同干姜、桂枝，又能补助心肺之阳，使心肺阳足，如日丽中天，阴霾自开；更用白术、茯苓以理脾之湿，厚朴、陈皮以通胃之气，气顺湿消，痰饮自除；用炙甘草者，取其至甘之味，能调干姜之辛辣，而干姜得甘草，且能逗留其热力，使之绵长，并能缓和其热力，使不猛烈也。

按：此方即《金匮》苓桂术甘汤，加黄芪、干姜、厚朴、陈皮，亦即拙拟之理饮汤（方在三期第三卷）去芍药也。原方之用芍药者，因寒饮之证，有迫其真阳外越，周身作灼，或激其真阳上窜，目眩耳聋者，芍药酸敛苦降之性，能收敛上窜外越之元阳归根也（然必与温补之药同用方有此效）。此病原无此证，故不用白芍。至黄芪在原方中，原以痰饮既开、自觉气不足者加之。兹则开始即重用黄芪者，诚以寒饮固结二十余年，非有黄芪之大力者，不能斡旋诸药以成功也。

又按：此方大能补助上焦之阳分，而人之元阳，其根柢实在于下，若更兼服生硫黄，以培下焦之阳，则奏效更速。所言东硫黄亦可用，须择其纯黄者方无杂质，惟其热力减少，不如中硫黄耳。其用量，初次可服细末一钱，不觉热则渐渐加多。一日之极量，可至半两，然须分四五次服下。不必与汤药同时服，或先或后均可。

[**附原问**] 向读尊著《医学衷中参西录》，所拟诸方，皆有精义，每照方试用，莫不奏效。（《医学衷中参西录·答台湾严坤荣代友问痰饮治法》）

腹　痛

〇 开原史姓女子，在奉天女子师范读书。陡然腹中作疼，呻吟不止。其脉沉而微弱。疑系气血凝滞，少投以理气之品，其疼益剧，且觉下坠，呼吸短气。恍悟其腹中疼痛原系大气下陷，误理其气则下陷益甚，故疼加剧也。急投以升陷汤（生黄芪六钱、知母三钱、柴胡一钱五分、

桔梗一钱五分、升麻一钱；主治胸中大气下陷，气短不足以息。编者注），一剂即愈。(《医学衷中参西录·大气诠》)

○ 少年素有痃癖，忽然少腹胀疼。屡次服药，多系开气行气之品，或不效，或效而复发。脉象无力。以愚意见度之，不宜再用开气行气之药。近在奉天有治腹疼二案，详录于下，以备参考。

一为门生张德元，少腹素有寒积，因饮食失慎，肠结，大便不下，少腹胀疼，两日饮食不进。用蓖麻油下之，便行三次而疼胀如故。又投以温暖下焦之剂，服后亦不觉热，而疼胀如故。细诊其脉，沉而无力。询之，微觉短气。疑系胸中大气下陷，先用柴胡二钱煎汤试服，疼胀少瘥。

遂用生箭芪一两，当归、党参各三钱，升麻、柴胡、桔梗各钱半，煎服一剂，疼胀全消，气息亦顺，惟觉口中发干。又即原方去升麻、党参，加知母三钱，连服数剂痊愈。(《医学衷中参西录·答徐韵英问腹疼治法》)

○ 一为奉天女师范史姓学生，少腹疼痛颇剧，脉左右皆沉而无力。疑为气血凝滞，治以当归、丹参、乳香、没药各三钱，莱菔子二钱，煎服后疼益甚，且觉短气。再诊其脉，愈形沉弱。遂改用升陷汤（生黄芪六钱、知母三钱、柴胡一钱五分、桔梗一钱五分、升麻一钱；主治胸中大气下陷，气短不足以息。编者注）一剂而愈。此亦大气下陷，迫挤少腹作疼，是以破其气则疼益甚，升举其气则疼自愈也。(《医学衷中参西录·答徐韵英问腹疼治法》)

黄　疸

○ 曾治一人受感冒，恶寒无汗，周身发黄，以麻黄汤发之，汗出而黄不退。细诊其脉，左部弦而无力，右部濡而无力，知其肝胆之阳不振，而脾胃又虚寒也。盖脾胃属土，土色本黄，脾胃有病，现其本色，是以其病湿热也，可现明亮之黄色，其病湿寒也，亦可现黯淡之黄色。观此所现之黄色，虽似黯淡而不甚黯淡者，因有胆汁妄行在其中也。此盖因肝胆阳分不振，其中气化不能宣通胆汁达于小肠化食，以致胆管闭塞，胆汁遂蓄极妄行，溢于血分而透黄色，其为黄色之根源各异，竟相并以呈其象，是以其发黄似黯淡而非黯淡也。审病既确，遂为拟分治左右之方以治之。

生箭芪六钱，桂枝尖二钱，干姜三钱，厚朴钱半，陈皮钱半，茵陈二钱。

上药六味，共煎汤一大盅，温服。

方中之义，用黄芪以助肝胆之阳气，佐以桂枝之辛温，更有开通之力也。用干姜以除脾胃之湿寒，辅以厚朴能使其热力下达。更辅以陈皮，能使其热力旁行，其热力能布护充周，脾胃之寒湿自除也。用茵陈者，为其具有升发之性，实能开启胆管之闭塞，且其性能利湿，更与姜、桂同用，虽云苦寒而亦不觉其苦寒也。况肝胆中寄有相火，肝胆虽凉，相火之寄者仍在，相火原为龙雷之火，不可纯投以辛热之剂以触发之，少加茵陈，实兼有热因寒用之义也。(《医学衷中参西录·阳明病茵陈蒿汤栀子柏皮汤麻黄连轺赤小豆汤诸发黄证》)

○王级三，奉天陆军连长，年三十二岁，于季秋得黄疸证。

[病因]出外行军，夜宿帐中，勤苦兼受寒凉，如此月余，遂得黄疸证。

[证候]周身黄色甚暗似兼灰色，饮食减少，肢体酸懒无力，大便一日恒两次似完谷不化，脉象沉细，左部更沉细欲无。

[诊断]此脾胃肝胆两伤之病也，为勤苦寒凉过度，以致伤其脾胃，是以饮食减少完谷不化；伤其肝胆，是以胆汁凝结于胆管之中，不能输肠以化食，转由胆囊渗出，随血流行于周身而发黄。此宜用《金匮》硝石矾石散以化其胆管之凝结，而以健脾胃补肝胆之药煎汤送服。

［**处方**］用硝石矾石散所制丸药，每服二钱，一日服两次，用后汤药送服。

［**汤药**］生箭芪六钱、白术（炒）四钱、桂枝尖三钱、生鸡内金（黄色的捣）二钱、甘草二钱。

共煎汤一大盅，送服丸药一次，至第二次服丸药时，仍煎此汤药之渣送之。

复诊 将药连服五剂，饮食增加，消化亦颇佳良，体力稍振，周身黄退弱半，脉象亦大有起色。俾仍服丸药一次服一钱五分，日两次，所送服之汤药宜略有加减。

［**汤药**］生箭芪六钱、白术（炒）三钱、当归三钱、生麦芽三钱、生鸡内金（黄色的捣）二钱、甘草二钱。

共煎汤一大盅，送服丸药一次。至第二次服丸药时，仍煎此汤药之渣送服。

［**效果**］将药连服六剂，周身之黄已退十分之七，身形亦渐强壮，脉象已复其常。俾将丸药减去一次，将汤药中去白术加生怀山药五钱，再服数剂以善其后。(《医学衷中参西录·黄疸门·黄疸》)

胁　痛

○ 陈锡周，安徽人，寓天津一区，年六旬，得胁下作疼证。

［**病因**］因操劳过度，遂得胁下作疼病。

［**证候**］其疼或在左胁，或在右胁，或有时两胁皆疼，医者治以平肝、疏肝、柔肝之法皆不效。迁延年余，病势浸增，疼剧之时。觉精神昏愦。其脉左部微细，按之即无；右脉似近和平，其搏动之力略失于弱。

［**诊断**］人之肝居胁下，其性属木，原喜条达，此因肝气虚弱不能条达，故郁于胁下作疼也。其疼或在左或在右者，《难经》云，肝之为脏其治在左，其藏在右胁右肾之前并胃，着于胃之第九椎(《医宗金鉴·刺

灸篇》曾引此数语，今本《难经》不知被何人删去）。所谓脏者，肝脏所居之地也，谓治者肝气所行之地也。是知肝虽居右而其气化实先行于左。其疼在左者，肝气郁于所行之地也；其疼在右者，肝气郁于所居之地也；其疼剧时精神昏愦者，因肝经之病原与神经有涉也（肝主筋，脑髓神经为灰白色之筋，是以肝经之病与神经有涉）。治此证者，当以补助肝气为主，而以升肝化郁之药辅之。

[处方] 生箭芪五钱、生杭芍四钱、玄参四钱、滴乳香（炒）三钱、明没药（不炒）三钱、生麦芽三钱、当归三钱、川芎二钱、甘草钱半。

共煎汤一大盅，温服。

[方解] 方书有谓肝虚无补法者，此非见道之言也。黄芪为补肝之主药，何则？黄芪之性温而能升，而脏腑之中秉温升之性者肝木也，是以各脏腑气虚，黄芪皆能补之。而以补肝经之气虚，实更有同气相求之妙，是以方中用之为主药。然因其性颇温，重用之虽善补肝气，恐并能助肝火，故以芍药、玄参之滋阴凉润者济之。用乳香、没药者以之融化肝气之郁也。用麦芽、芎者以之升达肝气之郁也。究之，无论融化升达，皆通行其经络，使之通则不痛也。用当归者以肝为藏血之脏，既补其气，又欲补其血也。且当归味甘多液，固善生血，而性温味又兼辛，实又能调和气分也。用甘草者以其能缓肝之急，而甘草与芍药并用，原又善治腹疼，当亦可善治胁疼也。

再诊　将药连服四剂，胁疼已愈强半，偶有疼时亦不甚剧。脉象左部重按有根，右部亦较前有力，惟从前因胁疼食量减少，至此仍未增加，拟即原方再加健胃消食之品。

[处方] 生箭芪四钱、生杭芍四钱、玄参四钱、於白术三钱、滴乳香（炒）三钱、明没药（不炒）三钱、生麦芽三钱、当归三钱、生鸡内金（黄色的捣）二钱、川芎二钱、甘草钱半。

共煎汤一大盅，温服。

三诊　将药连服四剂，胁下已不作疼，饮食亦较前增加，脉象左右皆调和无病，惟自觉两腿筋骨软弱，此因病久使然也。拟再治以疏肝、健胃、强壮筋骨之剂。

［**处方**］生箭芪四钱、生怀山药四钱、天花粉四钱、胡桃仁四钱、於白术三钱、生明没药三钱、当归三钱、生麦芽三钱、寸麦冬三钱、生鸡内金（黄色的捣）二钱、真鹿角胶三钱。

药共十一味，将前十味煎汤一大盅，再将鹿角胶另用水炖化和匀，温服。

［**效果**］将药连服十剂，身体浸觉健壮，遂停服汤药，俾用生怀山药细末七八钱，或至一两，凉水调和煮作茶汤，调以蔗糖令其适口，当点心服之。服后再嚼服熟胡桃仁二三钱，如此调养，宿病可以永愈。

（《医学衷中参西录·肢体疼痛门·胁疼》）

积　聚

〇 奉天省议员孙益三之夫人，年四十许。自幼时有癥瘕结于下脘，历二十余年。癥瘕之积，竟至满腹，常常作疼，心中怔忡，不能饮食，求为诊治。因思此证，久而且剧，非轻剂所能疗。幸脉有根柢，犹可调治。遂投以理冲汤（生黄芪三钱、党参二钱、白术二钱、生山药五钱、天花粉四钱、知母四钱、三棱三钱、莪术三钱、生鸡内金三钱。用水三盅，煎至将成，加好醋少许，滚数沸服。服此汤十余剂后，虚证自退；三十剂后，瘀血可尽消。主治经闭，或产后恶露不尽结为癥瘕、痃癖、积聚、气郁、脾弱、满闷、痞胀。编者注），加水蛭三钱。恐开破之力太过，参、芪又各加一钱，又加天冬三钱，以解参、芪之热。数剂后，遂能进食。服至四十余剂，下瘀积若干，癥瘕消有强半。益三柳河人，因有事与夫人还籍，药遂停止。阅一载，腹中之积，又将复旧，复来院求为诊治。仍照前方加减，俾其补破凉热之间，与病体适宜。仍服四十余剂，积下数块。又继服三十余剂，瘀积大下。其中或片或块且有膜甚厚，若胞形。此时身体觉弱，而腹中

甚松畅。恐瘀犹未净，又调以补正活血之药，以善其后。(《医学衷中参西录·治女科方·理冲汤》)

○隔数月，益三又介绍其同邑友人王尊三之夫人，来院求为治癥瘕。自言瘀积十九年矣，满腹皆系硬块。亦治以理冲汤（生黄芪三钱、党参二钱、白术二钱、生山药五钱、天花粉四钱、知母四钱、三棱三钱、莪术三钱、生鸡内金三钱。用水三盅，煎至将成，加好醋少许，滚数沸服。服此汤十余剂后，虚证自退；三十剂后，瘀血可尽消。主治经闭，或产后恶露不尽结为癥瘕、瘀瘕、积聚、气郁、脾弱、满闷、痞胀。编者注），为其平素气虚，将方中参、芪加重，三棱、莪术减半。服数剂，饮食增加，将三棱、莪术渐增至原定分量。又服数剂，气力较壮，又加水蛭二钱、樗鸡（俗名红娘）十枚。又服二十余剂，届行经之期，随经下紫黑血块若干，病愈其半。又继服三十剂，届经期瘀血遂大下，满腹积块皆消。又俾服生新化瘀之药，以善其后。(《医学衷中参西录·治女科方·理冲汤》)

○邻村武生李卓亭夫人，年三十余，癥瘕起于少腹，渐长而上，其当年长者尚软，隔年即硬如石，七年之间上至心口，旁塞两肋，饮食减少，时而昏睡，剧时昏睡一昼夜，不饮不食，屡次服药无效。后愚为诊视，脉虽虚弱，至数不数，许为治愈，授以拙拟理冲汤方（方载三期八卷：生黄芪三钱、党参二钱、於术二钱、生山药五钱、天花粉四钱、知母四钱、三棱三钱、莪术三钱、生鸡内金三钱。主治闭经、癥瘕、气郁、脾弱、满闷、痞胀、不能饮食。编者注），病人自揣其病断无可治之理，竟置不服。次年病益进，昏睡四日不醒，愚用药救醒之，遂恳切告之曰：去岁若用愚方，病愈已久，何至危困若此，然此病尚可为，慎勿再迟延也。仍为开前方。病人喜，信愚言，连服三十余剂，磊块皆消。惟最初所结之病根，大如核桃之巨者尚在，又加水蛭（不宜炙），服数剂痊愈（《医学衷中参西录·治女科方·理冲汤》也录入本案。编者注）。(《医学衷中参西录·三棱莪术解》)

○邻庄李边务，刘氏妇，年二十五岁，经血不行，结成癥瘕。

［**病因**］处境不顺，心多抑郁，以致月信渐闭，结成癥瘕。

［**证候**］癥瘕初结时，大如核桃，屡治不消，渐至经闭后则癥瘕浸长。三年之后大如复盂，按之甚硬。渐至饮食减少，寒热往来，咳嗽吐痰，身体羸弱，亦以为无可医治待时而已。后忽闻愚善治此证，求为诊视。其脉左右皆弦细无力，一息近六至。

［**诊断**］此乃由经闭而积成癥瘕，由癥瘕而浸成虚劳之证也。此宜先注意治其虚劳，而以消癥瘕之品辅之。

［**处方**］生怀山药一两、大甘枸杞一两、生怀地黄五钱、玄参四钱、沙参四钱、生箭芪三钱、天冬三钱、三棱钱半、莪术钱半、生鸡内金（黄色的捣）钱半。

共煎汤一大盅，温服。

［**方解**］方中用三棱、莪术，非但以之消癥瘕也。诚以此证廉于饮食，方中鸡内金固能消食，而三棱、莪术与黄芪并用，更有开胃健脾之功。脾胃健壮，不但善消饮食，兼能运化药力使病速愈也。

复诊 将药连服六剂，寒热已愈，饮食加多，咳嗽吐痰亦大轻减。癥瘕虽未见消，然从前时或作疼今则不复疼矣。其脉亦较前颇有起色。拟再治以半补虚劳半消瘕之方。

［**处方**］生怀山药一两、大甘枸杞一两、生怀地黄八钱、生箭芪四钱、沙参四钱、生杭芍四钱、天冬四钱、三棱二钱、莪术二钱、桃仁（去皮）二钱、生鸡内金（黄色的捣）钱半。

共煎一大盅，温服。

三诊 将药连服六剂，咳嗽吐痰皆愈。身形已渐强壮，脉象又较前有力，至数复常。至此虚劳已愈，无庸再治。其癥瘕虽未见消，而较前颇软。拟再专用药消之。

［**处方**］生箭芪六钱、天花粉五钱、生怀山药五钱、三棱三钱、莪术三钱、怀牛膝三钱、潞党参三钱、知母三钱、桃仁（去皮）二钱、生鸡内金（黄色的捣）二钱、生水蛭（捣碎）二钱。

共煎汤一大盅，温服。

[**效果**] 将药连服十二剂，其瘀血忽然降下若干，紫黑成块，杂以脂膜，痕全消。为其病积太久，恐未除根，俾日用山楂片两许，煮汤冲红蔗糖，当茶饮之以善其后。（《医学衷中参西录·妇女科·血闭成癥瘕》）

○ 盐山龙潭庄李氏妇，年三旬，胃脘旧有停积数年不愈，渐大如拳甚硬，不能饮食。左脉弦细，右脉沉濡，为疏方鸡内金八钱，生箭芪六钱，三棱、莪术、乳香、没药各三钱，当归、知母各四钱，连服二十余剂，其积全消。（《医学衷中参西录·鸡内金解》）

○ 一妇人，年二十余。癥瘕结于上脘，其大如橘，按之甚硬，时时上攻作疼，妨碍饮食。医者皆以为不可消。后愚诊视，治以此汤（理冲汤：生黄芪三钱、党参二钱、白术二钱、生山药五钱、天花粉四钱、知母四钱、三棱三钱、莪术三钱、生鸡内金三钱。用水三盅，煎至将成，加好醋少许，滚数沸服。服此汤十余剂后，虚证自退；三十剂后，瘀血可尽消。主治经闭，或产后恶露不尽结为癥瘕、痨瘵、积聚、气郁、脾弱、满闷、痞胀。编者注），连服四十余剂，消无芥蒂（方中鸡内金既善消极，又善为胃引经）。（《医学衷中参西录·治女科方·理冲汤》）

○ 一少女，年十五。脐下左边起一癥瘕，沉沉下坠作疼，上连腰际，亦下坠作疼楚，时发呻吟。剧进常觉小便不通，而非不通也。诊其脉，细小而沉。询其得病之由，言因小便不利，便时努力过甚，其初腰际坠疼，后遂结此癥瘕。其方结时，揉之犹软，今已五阅月，其患处愈坚结。每日晚四点钟，疼即增重，至早四点钟，又渐觉轻。愚闻此病因，再以脉象参之，知其小便时努力过甚，上焦之气陷至下焦而郁结也。遂治以理郁升陷汤（生黄芪六钱、知母三钱、当归身三钱、桂枝尖一钱半、柴胡钱半、乳香不去油三钱、没药不去油三钱。主治胸中大气下陷，又兼气分郁结，经络涩淤者。编者注），方中乳香、没药皆改用四钱，又加丹参三钱、升麻钱半，二剂而坠与疼皆愈。遂去升麻，用药汁送服朱血竭末钱许，连服数剂，癥瘕亦消。

或问：龙骨、牡蛎为收涩之品，兼胁下胀疼者，何以加此二药？答曰：胁为肝之部位，胁下胀疼者，肝气之横恣也，原当用泻肝之药，又恐与大气下陷者不宜。用龙骨、牡蛎，以敛戢肝火，肝气自不至横恣，此敛之即以泻之，古人治肝之妙术也。且黄芪有膨胀之力，胀疼者原不宜用，有龙骨、牡蛎之收敛，以缩其膨胀之力，可放胆用之无碍，此又从体验而知道也。尝治一少妇，经水两月不见，寒热往来，胁下作疼，脉甚微弱而数至六至。询之常常短气，投以理郁升陷汤，加龙骨、牡蛎各五钱，为脉数又加玄参、生地、白芍各数钱，连服四剂。觉胁下开通，瘀血下行，色紫黑，自此经水调顺，诸病皆愈。盖龙骨、牡蛎性虽收涩，而实有开通之力，《本经》谓龙骨消癥瘕，而又有牡蛎之咸能软坚者以辅之，所以有此捷效也。(《医学衷中参西录·治大气下陷方·理郁升陷汤》)

○ 以理冲汤（生黄芪三钱、党参二钱、於术二钱、生山药五钱、天花粉四钱、知母四钱、三棱三钱、莪术三钱、生鸡内金三钱。主治闭经、癥瘕、气郁、脾弱、满闷、痞胀、不能饮食。编者注），治愈小女数年癥瘕（本案为他人所治，编者注）。(《医学衷中参西录·高砚樵来函》)

○ 愚之来奉也，奉天税捐局长齐自芸先生为之介绍也。时先生年已七旬，而精神矍铄，公余喜观医书，手不释卷。岁在戊午，天地新学社友人，将《医学衷中参西录》初期稿印行于奉天，先生见书奇尝之。适于局中书记之夫人患癥瘕证，数年不愈，浸至不能起床，向先生求方，先生简书中理冲汤方（生黄芪三钱、党参二钱、於术二钱、生山药五钱、天花粉四钱、知母四钱、三棱三钱、莪术三钱、生鸡内金三钱。主治闭经、癥瘕、气郁、脾弱、满闷、痞胀、不能饮食。编者注）与之。且按方后所注，若身体羸弱，脉象虚数者，去三棱、莪术，将方中鸡内金改用四钱，服至十余剂痊愈。先生遂购书若干遍送友人，因联合同志建立达医院延愚来奉

矣。(《医学衷中参西录·鸡内金解》)

头 痛

○ 又在沧州治一建筑工头，其人六十四岁，因包修房屋失利，心甚懊侬，于旬日前即觉头疼，不以为意。一日晨起至工所，忽仆于地，状若昏厥，移时苏醒，左手足遂不能动，且觉头疼甚剧。医者投以清火通络之剂，兼法王勋臣补阳还五汤之义，加生黄芪数钱，服后更觉脑中疼如锥刺难忍，须臾求为诊视，其脉左部弦长，右部洪长，皆重按甚实。询其心中，恒觉发热。其家人谓其素性嗜酒，近因心中懊侬，益以烧酒浇愁，饥时恒以酒代饭。

愚曰：此证乃脑充血之剧者，其左脉之弦长，懊侬所生之热也。右脉之洪长，积酒所生之热也。二热相并，挟脏腑气血上冲脑部。脑部中之血管若因其冲激过甚而破裂，其人即昏厥不复醒，今幸昏厥片时苏醒，其脑中血管当不至破裂，或其管中之血隔血管渗出，或其血管少有罅隙，出血少许而复自止。其所出之血着于司知觉之神经则神昏；着于司运动之神经则痿废。此证左半身偏枯，当系脑中血管所出之血伤其司左边运动之神经也。医者不知致病之由，竟投以治气虚偏枯之药，而此证此脉岂能受黄芪之升补乎。此所以服药后而头疼益剧也。

遂为疏方（怀牛膝一两，生杭芍、生龙骨、生牡蛎、生赭石各六钱，玄参、川楝子各四钱，龙胆草三钱，甘草二钱。编者注）亦约略如前，为其右脉亦洪实，因于方中加生石膏一两，亦用铁锈水煎药。服两剂，头疼痊愈，脉已和平，左手足已能自动。遂改用当归、赭石、生杭芍、玄参、天冬各五钱，生黄芪、乳香、没药各三钱，红花一钱，连服数剂，即扶杖能行矣。方中用红花者，欲以化脑中之瘀血也。为此时脉已和平，头已不疼，可受黄芪之温补，故方中少用三钱，以补助其正气，即借以助归、

芍、乳、没以流通血脉，更可调玄参、天冬之寒凉，俾药性凉热适均，而可多服也。（《医学衷中参西录·论脑充血之原因及治法》）

○又族婶母，年四十余岁，身体素弱。因境遇不顺，又多抑郁。癸亥十月下旬，忽患头疼甚剧，已三日矣。族叔来舍，像生往诊。及至闻呻吟不已，卧床不起，言已针过百会及太阳两处，均未见效。其左脉傲细如丝，按之即无；右脉亦无力。自言气息不接，胸闷不畅，不思饮食，自觉精神恍惚，似难支持，知其胸中之大气下陷也。其头疼者，因大气陷后，有他经之逆气乘虚上十也。

遵用《衷中参西录》升陷汤（生黄芪六钱、知母三钱、柴胡一钱五分、桔梗一钱五分、升麻一钱；主治胸中大气下陷，气短不足以息。编者注）原方，升提其下陷之大气，连服数剂痊愈（本案为他人所治，编者注）。（《医学衷中参西录·相臣哲嗣毅武来函》）

眩　晕

○崇台五家兄，患偏枯。延医十余人，调治两年余，终未见效。后又添眩晕，终日自觉不舒。后侄查照《衷中参西录》各方加减，用台参、黄芪、净萸肉各一两，龙骨、牡蛎各六钱，玄参五钱，秦艽、虎骨胶、鹿角胶（二胶融化兑服）各三钱，共九味为方，日日常服虽未大愈，而颇见轻减。至今一离此药，即觉不舒。

去年八月，因数日未服药，忽然眩晕，心神忙乱，大汗淋漓，大有将脱之势。犹幸家中存有斯药两剂，赶紧随煎随服。头煎服完，心神大定，汗亦即止，一夜安睡，明日照常。盖家兄之证，阴阳俱虚，故一离此药，即危险如是也。然治病贵乎除根，拟得暇自到院中，面述详细，敬求夫子特赐良方，家兄之病当有痊愈之日也（本案为他人所治，编者注）。（《医学衷中参西录·卢月潭来函》）

○邻村龙潭庄高姓叟，年过六旬，渐觉两腿乏力，浸至时欲眩仆，神昏健忘。恐成痿废，求为诊治。其脉微弱无力。为制此方（加味补血汤：生箭芪一两、当归五钱、龙眼肉五钱、丹参三钱、明乳香三钱、明没药三钱、甘松二钱，真鹿角胶三钱，另炖同服。主治身形软弱，肢体渐觉不遂，或头重目眩，或神昏健忘，或觉脑际紧缩作疼。甚或昏仆移时苏醒致成偏枯，或全身痿废，脉象迟弱，内中风证之偏虚寒者，此即西人所谓脑贫血病也。久服此汤当愈。编者注）服之，连进十剂，两腿较前有力，健忘亦见愈，而仍有眩晕之时。再诊其脉，虽有起色，而仍不任重按。遂于方中加野台参、天门冬各五钱，威灵仙一钱，连服二十余剂始愈。用威灵仙者，欲其运化参、芪之补力，使之灵活也。（《医学衷中参西录·治内外中风方·加味补血汤》）

○ 寿甫夫子德鉴敬启者：介自幼小，身体羸弱，气力极不充足。民纪己未秋毕业于湖北省立荆南中学校，庚申夏即在家设立国民学校。因学童年幼不会听讲，每上堂必大声讲演，务使能住方休，如是三年，已觉劳苦。迨至今春，泰列为敝县模范高小学国文教员，兼高二年级主任，早起迟眠，疲惫异常，每上堂授课恒觉气短舌蹇，讲解困难。有时话到舌边不能说出，因之不敢对人谈话。每看书不到两行，即头目眩晕，必倒床小睡，如此状况颇感苦痛。

暑期归家读夫子《衷中参西录》至升陷汤（生黄芪六钱、知母三钱、柴胡一钱五分、桔梗一钱五分、升麻一钱；主治胸中大气下陷，气短不足以息。编者注），始知其病为胸中大气下陷。遂用原方连服七剂，即觉神清气爽，逢人谈话亦不畏难，现到校中仍服此汤，不能舍去。噫，惟夫子则介之病不能治，独恨路程遥远不能亲来受教，谨草此芜语，籍作感谢云尔（本案为他人所治，编者注）。（《医学衷中参西录·席文介来函》）

肝阳不振

○ 曾治有饮食不能消化，服健脾暖胃之药百剂不效。诊其左关太弱，知系肝阳不振，投以黄芪（其性温升肝木之性亦温升有同气相求之

义，故为补肝之主药）一两、桂枝尖三钱，数剂而愈。(《医学衷中参西录·论肝病治法》)

〇《金匮》硝石矾石散方，原治内伤黄疸，张寿甫氏之发明功效卓然大著。至矾石即皂矾，张石顽亦曾于《本经逢原》论及，而先生则引《本经》兼名涅石膏，《尔雅》又名明涅，即一涅字，知其当为皂矾，又即其服药后大便正黑色，愈知其当为皂矾，可谓具有特识。又于临证之时，见其左脉细弱者，知系肝阳不能条畅，则用黄芪、当归、桂枝尖诸药煎汤送服。(《医学衷中参西录·徐伯英论审定硝石矾石散》)

中　风

〇曾治一媪，年过七旬，陡然左半身痿废，其左脉弦硬而大，有外跃欲散之势，投以此汤（生黄芪一两五钱、当归五钱、天花粉四钱、天冬四钱、甘松三钱、生乳香三钱、生没药三钱。主治偏枯。编者注）加萸肉一两，一剂而愈。夫年过七旬，瘫痪鲜而愈者，盖萸肉禀木气最厚，木主疏通，《神农本经》谓其逐寒湿痹，后世本草亦谓其能通利九窍。(《医学衷中参西录·治肢体痿废方·补偏汤》)

〇曾治一媪，年五十许，于仲冬忽然中风昏倒，呼之不应，其胸中似有痰涎壅滞，大碍呼吸。诊其脉，微细欲无，且迟缓，知其素有寒饮，陡然风寒袭入，与寒饮凝结为恙也。

急用胡椒三钱捣碎，煎两三沸，取浓汁多半茶杯灌之，呼吸顿觉顺利。继用干姜六钱，桂枝尖、当归各三钱，连服三剂，可作呻吟，肢体渐能运动，而左手足仍不能动。又将干姜减半，加生黄芪五钱，乳香、没药各三钱，连服十余剂，言语行动遂复其常。

〇若其人元气不虚，而偶为邪风所中，可去人参，加蜈蚣一条、全蝎一钱。若其证甚实，而闭塞太甚者，或二便不通，或脉象郁涩，

可加生大黄数钱，内通外散，仿防风通圣散之意可也。(《医学衷中参西录·治内外中风方·搜风汤》)

○曾治一人，夏月开轩当窗而寝，为风所袭，其左半身即觉麻木，肌肉渐形消瘦，左手足渐觉不遂，为拟此方（逐风通痹汤：生箭芪六钱、麻黄三钱、全当归五钱、丹参三钱、乳香三钱、没药三钱、全蝎二钱。主治风袭肌肉经络，初则麻木不仁，浸至肢体关节不利。编者注）。其病偏于左，又加鹿角胶二钱作引（若偏于右宜用虎骨胶作引），一剂周身得汗，病愈强半，即方略为加减，又服二剂痊愈。后屡试其方莫不随手奏效。(《医学衷中参西录·医话拾零·诊余随笔》)

○大樊庄顾子安，患肢体瘫废，时当褥暑，遍延中西医诊治无效。锡光用《衷中参西录》加味黄芪五物汤（生箭芪一两、於术五钱、当归五钱、桂枝尖三钱、秦艽三钱、广陈皮三钱、生杭芍五钱、生姜五片。主治历节风证，周身关节皆疼，或但四肢作疼，足不能行步，手不能持物。编者注）治之，连服数剂痊愈（本案为他人所治，编者注）。(《医学衷中参西录·王锡光来函》)

○孙聘卿，住天津东门里季家大院，年四十六岁，得脑充血证遂至偏枯。

[病因] 禀性褊急，又兼处境不顺，恒触动肝火致得斯证。

[证候] 未病之先恒觉头疼，时常眩晕。一日又遇事有拂意，遂忽然昏倒，移时醒后，左手足皆不能动，并其半身皆麻木，言语謇涩。延医服药十个月，手略能动，其五指则握而不伸，足可任地而不能行步，言语仍然謇涩，又服药数月病仍如故。诊其脉左右皆弦硬，右部似尤甚，知虽服药年余，脑充血之病犹未除也。问其心中发热乎？脑中有时觉疼乎？答曰：心中有时觉有热上冲胃口，其热再上升则脑中可作疼，然不若病初得时脑疼之剧也。问其大便两三日一行，证脉相参，其脑中犹病充血无疑。

[诊断] 按此证初得，不但脑充血实兼脑溢血也。其溢出之血，着

于左边司运动之神经，则右半身痿废；着于右边司运动之神经，则左半身痿废，此乃交叉神经以互司其身之左右也。想其得病之初，脉象之弦硬，此时尤剧，是以头疼眩晕由充血之极而至于溢血，因溢血而至于残废也。即现时之证脉详参，其脑中溢血之病想早就愈，而脑充血之病根确未除也。宜注意治其脑充血，而以通活经络之药辅之。

[**处方**] 生怀山药一两、生怀地黄一两、生赭石（研细）八钱、怀牛膝八钱、生杭芍六钱、柏子仁（炒捣）四钱、白术（炒）三钱、滴乳香三钱、明没药三钱、土鳖虫（捣）四大个、生鸡内金（黄色的捣）钱半、茵陈一钱。

共煎汤一大盅，温服。

复诊 将药连服七剂，脑中已不作疼，心中间有微热之时，其左半身自觉肌肉松活，不若从前之麻木，言语之謇涩稍愈，大便较前通顺，脉之弦硬已愈十之七八，拟再注意治其左手足之痿废。

[**处方**] 生箭芪五钱、天花粉八钱、生赭石（轧细）六钱、怀牛膝五钱、滴乳香四钱、明没药四钱、当归三钱、丝瓜络三钱、土鳖虫（捣）四大个、地龙（去土）二钱。

共煎汤一大盅，温服。

三诊 将药连服三十余剂（随时略有加减），其左手之不伸者已能伸，左足之不能迈步者今已举足能行矣。病患问从此再多多服药可能撤消否？答曰：此病若初得即治，服药四十余剂即能脱然，今已迟延年余，虽服数百剂亦不能保痊愈，因关节经络之间瘀滞已久也。然再多服数十剂，仍可见愈，遂即原方略为加减，再设法以动其神经补助其神经当更有效。

[**处方**] 生箭芪六钱、天花粉八钱、生赭石（轧细）六钱、怀牛膝五钱、滴乳香四钱、明没药四钱、当归三钱、土鳖虫（捣）四大个、地龙（去土）二钱、真鹿角胶（轧细）二钱、广三七（轧细）二钱、制马钱子末三分。

药共十二味，先将前九味共煎汤一大盅，送服后三味各一半，至煎渣再服时，仍送服其余一半。

[**方解**]方中用鹿角胶者，因其可为左半身引经，且其角为督脉所生，是以其性善补益脑髓以滋养脑髓神经也，用三七者，关节经络间积久之瘀滞，三七能融化之也。用制马钱子者，以其能眴动神经使灵活也。

[**效果**]将药又连服三十余剂，手足之举动皆较前便利，言语之謇涩亦大见愈，可勉强出门做事矣。遂俾停服汤药，日用生怀山药细末煮作茶汤，调以白糖令适口，送服黄色生鸡内金细末三分许。当点心用之以善其后。此欲用山药以补益气血，少加鸡内金以化瘀滞也。

[**说明**]按脑充血证，最忌用黄芪，因黄芪之性补而兼升，气升则血必随之上升，致脑中之血充而益充，排挤脑中血管可至溢血，甚或至破裂而出血，不可救药者多矣。至将其脑充血之病治愈，而肢体之痿废仍不愈者，皆因其经络瘀塞血脉不能流通也。此时欲化其瘀塞，通其血脉，正不妨以黄芪辅之，特是其脑中素有充血之病，终嫌黄芪升补之性能助血上升，故方中仍加生赭石、牛膝，以防血之上升，即所以监制黄芪也。又虑黄芪性温，温而且补即能生热，故又重用花粉以调剂之也。

（《医学衷中参西录·脑充血门·脑充血兼偏枯》）

○天津特别三区三号路于遇顺，年过四旬，自觉呼吸不顺，胸中满闷，言语动作皆渐觉不利，头目昏沉，时作眩晕。延医治疗，投以开胸理气之品，则四肢遽然痿废。再延他医，改用补剂而仍兼用开气之品，服后痿废加剧，言语竟不能发声。愚诊视其脉象沉微，右部尤不任循按，知其胸中大气及中焦脾胃之气皆虚陷也。于斯投以拙拟升陷汤（生黄芪六钱、知母三钱、柴胡一钱五分、桔梗一钱五分、升麻一钱；主治胸中大气下陷，气短不足以息。编者注）加白术、当归各三钱。服两剂，诸病似皆稍愈，而脉象仍如旧。因将芪、术、当归、知母各加倍，升麻改用钱半，又加党参、天冬各六钱，连服三剂，口可出声而仍不能言，肢体稍能运动而不能步履，脉象较前有起色似堪循按。因但将黄芪加重至四两，又加天花粉八钱，先用水六大盅将黄芪煎透去渣，再入他药，煎取清汤两大盅，分两次服下，又连服三剂，勉强可作言语，然恒不成句，人扶之可以移步。遂改用干颓汤，惟黄芪仍用四两，服过十剂，脉搏又较前有力，步履虽仍需人，而起卧可自如矣，言语亦稍能达意，其说不真之句，间可执笔写出，从前之头目昏沉眩晕者，至斯亦见轻。俾继服补脑振痿汤，嘱其若服之顺利，可多多服之，当有脱然痊愈之一日也。

按：此证其胸满闷之时，正因其呼吸不顺也，其呼吸之所以不顺，因胸中大气及中焦脾胃之气皆虚而下陷也。医者竟投以开破之药，是以病遽加重。至再延他医，所用之药补多开少，而又加重者，因气分当虚极之时，补气之药难为功，破气之药易生弊也。愚向治大气下陷证，病人恒自觉满闷，其实非满闷，实短气也，临证者细细考究，庶无差误。

（《医学衷中参西录·论脑贫血痿废治法答内政部长杨阶三先生》）

○ 一距均家二里之朱家村，有冯顺昌者，务农而家小康。其母章氏，年正八秩，体丰善饭。一日忽觉左手麻痹，渐至不能持碗。越朝方食面饼，倏然僵厥，坐向下堕，肢冷，额汗，气息仅属。人皆以为卒中也，聚商救治。自午至晡，逐见危殆，来请均为筹挽救简方，以老人素不服药，且口噤鼻塞，恐药汁亦难下咽耳。均意谓年老久厥，讵能回阳，姑嘱以红灵丹少许吹鼻中，倘嚏气能宣通，再议用药。乃药甫入而嚏作，似渐苏醒。然呼吸甚微，如一线游丝，恐风吹断。先按口鼻，温度甚低，音在喉中，犹言誓不服药。诊其脉，则沉微。察其瞳，亦涣散。遂确定为大气下陷。但值髦年，势难遽投重峻之剂，爰照升陷汤方（生黄芪六钱、知母三钱、柴胡一钱五分、桔梗一钱五分、升麻一钱；主治胸中大气下陷，气短不足以息。编者注）而小其剂，用生箭芪一钱五分，知母八分、净萸肉一钱，柴胡四分，升麻三分。煎服须臾，即渐有转机。续进两剂，逐次平复。继俾服潞党参，每日二钱，加五味子五粒、广陈皮少许，频饮代茶。今春见之，较未病前更倍康强矣（本案为他人所治，编者注）。(《医学衷中参西录·章叔和来函》)

○又尝治直求商品陈列所长王仰泉，其口眼略有歪斜，左半身微有不利，时作头疼，间或眩晕，其脉象洪实，右部尤甚，知其系脑部充血。问其心中，时觉发热。治以建瓴汤［生怀山药一两、怀牛膝一两、生赭石八钱、生龙骨六钱、生牡蛎六钱、生怀地黄六钱、生杭芍四钱、柏子仁四钱。若大便不实者去赭石，加建莲子（去心）三钱。若畏凉者，以熟地易生地。编者注］，连服二十余剂痊愈。

王君愈后甚喜，而转念忽有所悲，因告愚曰："五舍弟从前亦患此证，医者投以参芪之剂，竟至不起。向以为病本不治，非用药有所错误，今观先生所用之方，乃知前方固大谬也。"统观两案及王君之言，则治偏枯者不可轻用补阳还五汤，不愈昭然哉！而当时之遇此证者，又或以为中风而以羌活、防风诸药发之，亦能助其血益上行，其弊与误用参者同也。盖此证虽有因兼受外感而得者，然必其外感之热传入阳明，而后激动病根而猝发，是以虽挟有外感，亦不可投以发表之药也。(《医学衷中参西录·论治偏枯者不可轻用王勋臣补阳还五汤》)

○又奉天东关学校翟校长之叔父，右手足皆不利，似麻似疼，饭时不能持箸，行时需杖，饮食减少，脉象右关濡弱，知其脾胃虚弱不能健运肢体也，投以四君子汤加生黄芪、当归、乳香、没药，连服数剂痊愈。(《医学衷中参西录·深研肝左脾右之理》)

○又在本邑治一媪，年过六旬，其素日气虚，呼吸常觉短气。偶因劳力过度，忽然四肢痿废，卧不能起，呼吸益形短气，其脉两寸甚微弱，两尺重按仍有根柢，知其胸中大气下陷，不能斡旋全身也，为疏方用生箭芪一两，当归、知母各六钱，升麻、柴胡、桔梗各钱半，乳香、没药各三钱，煎服一剂，呼吸即不短气，手足略能屈伸。又即原方略为

加减，连服数剂痉愈，此气虚成痿废之明征也。(《医学衷中参西录·论肢体痿废之原因及治法》)

颤　证

○ 又族侄妇，年二十余，素性谨言，情志抑郁。因气分不舒，致四肢痉挛颤动，呼吸短促，胸中胀闷，约一昼夜。先延针科医治，云是鸡爪风，为刺囟门及十指尖，稍愈，旋即复作如故。其脉左部弦细，右部似有似无，一分钟数至百至。其两肩抬动，气逆作喘。询知其素不健壮，廉于饮食。盖肝属木而主筋，肝郁不舒则筋挛；肝郁恒侮其所胜，故脾土受伤而食少。

遂为开《衷中参西录》培脾舒肝汤（於术三钱、生黄芪三钱、陈皮二钱、川厚朴二钱、桂枝尖钱半、柴胡钱半、生麦冬二钱、生杭芍四钱、生姜二钱。主治因肝气不舒、木郁克土，致脾胃之气不能升降，胸中满闷，常常短气。编者注）。为有逆气上干，又加生赭石细末五钱。嘱服二剂，痉挛即愈，气息亦平。遂去赭石膏照原方又服数剂，以善其后（本案为他人所治，编者注）。(《医学衷中参西录·相臣哲嗣毅武来函》)

水　肿

○ 奉天大西关万顺兴同事傅学诗，周身漫肿，自言常觉短气，其脉沉濡，右部尤甚。知其胸中大气下陷，气化不能升降，因之上焦不能如雾，所以下焦不能如渎，而湿气弥漫也。投以升陷汤（生黄芪六钱、知母三钱、柴胡一钱五分、桔梗一钱五分、升麻一钱；主治胸中大气下陷，气短不足以息。编者注），知母改用五钱，又加玄参、天冬、地肤子各三钱，连服数剂痉愈。(《医学衷中参西录·黄芪解》)

○ 古方有但重用黄芪，治小便不利，积成水肿者。

陆定圃《冷庐医话》载：海宁许珊林观察，精医理。官平度州时，幕友杜某之戚王某，山阴人。夏秋间，忽患肿胀，自顶至踵，大倍常时，气喘声嘶，大小便不通，危在旦夕。因求观察诊之。令用生黄芪四两、秫米一酒盅，煎一大碗，用小匙逐渐呷服。至盏许，气喘稍平。即于一日间服尽，移时小便大通，溺器易三次，肿亦随消，惟脚面消不及半。自后仍服此方，黄芪自四两至一两，随服随减。佐以祛湿平胃之品，两月复元，独脚面有钱大一块不消。恐次年复发，劝其归，届期果患前证。延绍城医士诊治，痛诋前方，以为不死乃是大幸。遂用除湿猛剂，十数服而气绝。次日，将及盖棺，其妻见其两目微动，呼集众人环视，连动数次。复用芪米汤灌救，至满口不能下，少顷眼忽一睁，汤俱下咽，从此便出声矣。服黄芪至数斤，并脚面之肿全消而愈（本案为他人所治，编者注）。(《医学衷中参西录·治癃闭方·升麻黄芪汤》)

○ 观察之弟（指海宁许珊林观察，编者注），辛未曹部，谓此方治验多人。先是嫂吴氏，患子死腹中，浑身肿胀，气喘身直，危在顷刻。余兄遍检名人医案，得此方遵服，便通肿消，旋即产下，一无所苦。

后在平度有娲顾姓，患肿胀脱胎，此方数服而愈。继又治愈数人，王某更在后矣。

盖黄芪实表，表虚则水聚皮里膜外，而成肿胀，得黄芪以开通水道，水被祛逐，胀自消矣。

按：水肿之证，有虚有实，实者似不宜用黄芪。然其证实者甚少，而虚者居多。至其证属虚矣，又当详辨其为阴虚阳虚，或阴阳俱虚。阳虚者气分亏损，可单用、重用黄芪，若医话中所云云者。阴虚者其血分枯耗，宜重用滋阴之药，兼取阳生阴长之义，而以黄芪辅之。至阴阳俱虚者，黄芪与滋阴之药，可参半用之。医者不究病因，痛诋为不可用，固属鲁莽，至其连用除湿猛剂，其鲁莽尤甚。盖病至积成水肿，即病因实者，其气血至此，亦有亏损。猛悍药，或一再用犹可。若不得已而用至数次，亦宜以补气血之药辅之。况其证原属重用黄芪治愈之虚证乎。至今之医者，对于此证，纵不用除湿猛剂，亦恒多用利水之品。不知阴虚者，多用利水之药则伤阴；阳虚者，多用利水之药亦伤阳。夫利水之药，非不可用，然贵深究其病因，而为根本之调治，利水之药，不过用作向导而已（本案为他人所治，编者注）。(《医学衷中参西录·治癃闭方·升麻黄芪汤》)

○ 盐山王瑞江，气虚水肿，两腿肿尤甚，方用生黄芪、威灵仙治愈。(《医学衷中参西录·治愈笔记》)

○ 一人，年四十余。小便不利，周身漫肿，自腰以下，其肿尤甚。上焦痰涎阻塞，剧时几不能息。咳嗽痰中带血，小便亦有血色。迁延半载，屡次延医服药，病转增剧。其脉滑而有力，疑是湿热壅滞，询之果心中发热。遂重用滑石、白芍以渗湿清热，佐以柴胡、乳香、没药以宣通气化。为其病久，不任疏通，每剂药加生山药两许，以固气滋阴。又用药汁送服三七末二钱，以清其血分。数剂热退血减，痰涎亦少，而小便仍不利。偶于诊脉时，见其由卧起坐，因稍费力，连连喘息十余口，呼吸始顺。且其脉从前虽然滑实，究在沉分。此时因火退，滑实既减，且有濡象，恍悟此证确系大气下陷。遂投以升陷汤（生箭芪六钱、知母三钱、柴胡一钱五分、桔梗一钱五分、升麻一钱。主治胸中大气下陷，气短不足以息，或努力呼吸，有似乎喘；或气息将停，危在顷刻。编者注），知母改用六钱，又加玄参五钱、木通二钱，一剂小便即利。又服数剂，诸病痊愈。(《医学衷中参西录·治大气下陷方·升陷汤》)

淋　证

○ 黄芪之性，又善利小便。

奉天本澳湖煤铁公司科员王云锦，年四十余。溺道艰涩，滴沥不能成溜，每小便一次，必须多半点钟。自两胁下连腿作疼，剧时有如锥刺。其脉右部如常，左部甚微弱，知其肝气虚弱，不能条达，故作疼痛，且不能疏泄（《内经》谓肝主疏泄），故小便难也。为疏方用生黄芪八钱，净萸肉、知母各六钱，当归、丹参、乳香、没药、续断各三钱，煎服一剂，便难与腿胁疼皆见愈。又为加柴胡钱半，连服二十剂痊愈。至于萸肉酸敛之性，或有疑其用于此方不宜者，观后山萸肉解自明矣。（《医学衷中参西录·黄芪解》）

白　浊

○ 东海渔者，年三十余，得便白证甚剧。旬日之间，大见衰惫，惧甚，远来求方。其脉左右皆弦，而左部弦而兼长。夫弦长者，肝木之盛也。木与风为同类，人之脏腑，无论何处受风，其风皆与肝木相应。《内经·阴阳应象论》所谓"风气通于肝"者是也。脉之现象如此，肝因风助，倍形其盛，而失其和也。况病患自言因房事后小便当风，从此外肾微肿，遂有此证，尤为风之明征乎。盖房事后，肾脏经络虚而不闭，风气乘虚袭入，鼓动肾脏不能蛰藏（《内经》谓肾主蛰藏），而为肾行气之肝木，又与风相应，以助其鼓动，而大其疏泄（《内经》谓肝主疏泄），故其病若是之剧也。为拟此汤（舒和汤：桂枝尖四钱、生黄芪三钱、续断三钱、桑寄生三钱、知母三钱。主治小便遗精白浊，因受风寒者，其脉弦而长，左脉尤甚。服此汤数剂后病未痊愈者，去桂枝，加生龙骨、牡蛎各六钱。编者注），使脉之弦长者变为舒和。服之一剂见轻，数剂后遂痊愈。以后凡遇此等症，其脉象与此同者，投以此汤无不辄效（本案为他人所治，编者注）。（《医学衷中参西录·治淋浊方》）

○ 李克明，天津东门里宝林书庄理事，年二十六岁，得小便白浊证。

[病因] 其家在盐山，距天津二百余里，于季秋乘载货大车还家，中途遇雨，衣吸尽湿，夜宿店中，又披衣至庭中小便，为寒风所袭，遂

得白浊之证。

[证候]尿道中恒发刺痒，每小便完时有类精髓流出数滴。今已三阅月，屡次服药无效，颇觉身体衰弱，精神短少，其脉左部弦硬，右部微浮重按无力。

[诊断]《内经》谓肾主蛰藏，肝主疏泄，又谓风气通于肝，又谓肝行肾之气。此证因风寒内袭入肝，肝得风助，其疏泄之力愈大，故当小便时，肝为肾行气过于疏泄，遂致肾脏失其蛰藏之用，尿出而精亦随之出矣。其左脉弦硬者，肝脉挟风之象，其右脉浮而无力者，因病久而气血虚弱也。其尿道恒发刺痒者，尤显为风袭之明征也。此宜散其肝风，固其肾气，而更辅以培补气血之品。

[处方]生箭芪五钱、净萸肉五钱、生怀山药五钱、生龙骨（捣碎）五钱、生牡蛎（捣碎）五钱、生杭芍四钱、桂枝尖三钱、生怀地黄三钱、甘草钱半。

共煎汤一大盅，温服。

[方解]方中以黄芪为主者，因《神农本草经》原谓黄芪主大风，是以风之入脏者，黄芪能逐之外出，且其性善补气，气盛自无滑脱之病也。桂枝亦逐风要药，因其性善平肝，故尤善逐肝家之风，与黄芪相助为理则逐风之力愈大也。用萸肉、龙骨、牡蛎者，以其皆为收敛之品，又皆善收敛正气而不敛邪气，能助肾脏之蛰藏而无碍肝风之消散，药物解中论之详矣。用山药者，以其能固摄下焦气化，与萸肉同为肾气丸中要品，自能保合肾气不使虚泻也。用芍药、地黄者，欲以调剂黄芪、桂枝之热，而芍药又善平肝，地黄又善补肾，古方肾气丸以干地黄为主药，即今之生地黄也。用甘草者，取其能缓肝之急，即能缓其过于疏泄之力也。

[效果]将药连服三剂，病即痊愈，因即原方去桂枝以熟地易生地，俾再服数剂以善其后。（《医学衷中参西录·大小便病门·小便白浊》）

癃 闭

○ 又有因胞系了戾，致小便不通者。其证偶因呕吐咳逆，或侧卧欠伸，仍可通少许，俗名为转胞病。孕妇与产后及自高坠下者，间有此病。拙拟有升麻黄芪汤（方载三期二卷，系生箭芪五钱，当归四钱，升麻三钱，柴胡二钱），曾用之治愈数人，此升提胞系而使之转正也。

○ 又华元化有通小便秘方，愚知之而未尝试用。后阅杭报，见时贤萧介青言用其方加升麻一钱，曾治愈其令妹二日一夜小便不通及陶姓男子一日夜小便不通，皆投之即效，方系人参、莲子心、车前子、王不留行各三钱，甘草一钱，肉桂三分，白果十二枚。

按：方中白果，若以治咳嗽，可连皮捣烂用之，取其皮能敛肺也；若以利小便，宜去皮捣烂用之，取其滑而能降也（本案为他人所治，编者注）。（《医学衷中参西录·论水臌气臌治法》）

小便失禁

○ 陈禹廷，天津东四里沽人，年三十五岁，在天津业商，于孟冬得大气下陷兼小便不禁证。

[病因] 禀赋素弱，恒觉呼吸之气不能上达，屡次来社求诊，投以拙拟升陷汤（生黄芪六钱、知母三钱、柴胡一钱五分、桔梗一钱五分、升麻一钱；主治胸中大气下陷，气短不足以息。编者注）即愈。后以出外劳碌过度，又兼受凉，陡然反复甚剧，不但大气下陷，且又小便不禁。

[证候] 自觉胸中之气息息下坠，努力呼之犹难上达，其下坠之气行至少腹，小便即不能禁，且觉下焦凉甚，肢体无力，其脉左右皆沉濡，而右部寸关之沉濡尤甚。

[诊断] 此胸中大气下陷之剧者也。此证因大气虚陷，心血之循环无力，是以脉象沉濡而迟，肺气之呼吸将停，是以努力呼气外出而犹难

上达。不但此也，大气虽在膈上，实能斡旋全身统摄三焦，今因下陷而失位无权，是以全身失其斡旋，肢体遂酸软无力，三焦失其统摄，小便遂泄泻不禁。其下焦凉甚者，外受之寒凉随大气下陷至下焦也。此证之危已至极点，当用重剂升举其下陷之大气，使复本位，更兼用温暖下焦之药，祛其寒凉庶能治愈。

［处方］野台参五钱、乌附子四钱、生怀山药一两。

煎汤一盅温服，此为第一方。

又方 生箭芪一两、生怀山药一两、白术（炒）四钱、净萸肉四钱、萆薢二钱、升麻钱半、柴胡钱半。

共煎药一大盅，温服。此为第二方。先服第一方，后迟一点半钟即服第二方。

［效果］将药如法各服两剂，下焦之凉与小便之不禁皆愈，惟呼吸犹觉气分不足，肢体虽不酸软，仍觉无力。遂但用第二方，将方中柴胡减去，加桂枝尖钱半，连服数剂，气息已顺。又将方中升麻、桂枝，皆改用一钱，服至五剂，身体健康如常，遂停药勿服。

［或问］此二方前后相继服之，中间原为时无多，何妨将二方并为一方？答曰：凡欲温暖下焦之药，宜速其下行，不可用升药提之。若将二方并为一方，附子与升、柴并用，其上焦必生烦躁，而下焦之寒凉转不能去。惟先服第一方，附子得人参之助，其热力之敷布最速，是以为时虽无多，下焦之寒凉已化其强半；且参附与山药并用，大能保合下焦之气化，小便之不禁者亦可因之收摄，此时下焦受参附山药之培养，已有一阳来复，徐徐上升之机。已陷之大气虽不能因之上升，实已有上升之根基。遂继服第二方，黄芪与升柴并用，升提之力甚大，借之以升提下陷之大气，如人欲登高山则或推之，或挽之，纵肢体软弱，亦不难登峰造极也。且此一点余钟，附子之热力已融化于下焦，虽遇升柴之升提，必不至上升作烦躁，审斯则二方不可相并之理由，及二方前后继服之利益不昭然乎。

　　[**或问**] 萆薢之性,《别录》谓其治失溺, 是能缩小便也; 甄权谓其治肾间膀胱宿水, 是能利小便也, 今用于第二方中, 欲借之以治小便不禁明矣, 是则《别录》之说可从, 甄权之说不可从欤? 答曰: 二书论萆薢之性相反, 而愚从《别录》不从甄权者, 原从实验中来也。曾治以小便不通证, 其人因淋疼, 医者投以萆薢分清饮两剂, 小便遂滴沥不通。后至旬月, 迎愚为诊视。既至已舁诸床奄奄一息, 毫无知觉, 脉细如丝, 一息九至。愚谓病家曰: 此证小便不通, 今夜犹可无碍, 若小便通下则危在目前矣。病家再三恳求, 谓小便通下纵有危险, 断不敢怨先生。愚不得已为开大滋真阴之方, 而少以利小便之药佐之。将药灌下, 须臾小便通下, 其人遂脱, 果如所料。由此深知, 萆薢果能缩小便, 断不能通小便也。然此药在药房中, 恒以土茯苓伪充。土茯苓固利小便者也, 若恐此药无真者, 则方中不用此药亦可。再者, 凡药方之名美而药劣者, 医多受其误, 萆薢分清饮是也。其方不但萆薢能缩小便, 即益智之涩、乌药之温亦皆与小便不利。尝见有以治水肿, 而水肿反加剧者; 以之治淋病, 而淋病益增疼者, 如此等方宜严加屏斥, 勿使再见于方书, 亦扫除医学障碍之一端也。(《医学衷中参西录·气病门·大气下陷兼小便不禁》)

血　证

　　○ 吐衄之证, 因宗气下陷者极少, 愚临证四十余年, 仅遇赵姓一人, 再四斟酌, 投以升陷汤（生黄芪六钱、知母三钱、柴胡一钱五分、桔梗一钱五分、升麻一钱; 主治胸中大气下陷, 气短不足以息。编者注）加龙骨、牡蛎治愈, 然此方实不可轻试也。(《医学衷中参西录·论吐血衄血之原因及治法》)

　　○ 又治旧沧州北关赵姓, 年过四旬, 患吐血证, 从前治愈, 屡次反复, 已历三年, 有一年重于一年之势。其脉濡而迟, 气息虚, 常觉呼气不能上达，且少腹间时觉有气下坠，此胸中宗气（亦名大气）下陷也。《内经》谓宗气积于胸中，以贯心脉而行呼吸，是宗气不但能统摄气分，并能主宰血分，因其下陷，则血分失其统摄，所以妄行也。遂投以拙拟升陷汤（方在三期四卷，系生箭芪六钱，知母四钱，桔梗、柴胡各钱半，升麻一钱），加生龙骨、生牡蛎各六钱。服两剂后，气息即顺，少腹亦不下坠。遂将升麻减去，加生怀山药一两，又服数剂，其吐血证自此除根。

按：吐衄证最忌黄芪、升、柴、桔梗诸药，恐其能助气上升血亦随之上升也。因确知病系宗气下陷，是以敢放胆用之，然必佐以龙骨、牡蛎，以固血之本源，始无血随气升之虞也。（《医学衷中参西录·论吐血衄血之原因及治法》）

○民国十三年七月，友人张竹荪君之令堂，因筹办娶儿媳事劳心过度，小便下血不止，其血之来沥沥有声，请为诊视，举止不定，气息微弱，右脉弦细，左脉弦硬。为开安冲汤，服后稍愈。翌日晨起，忽然昏迷，其家人甚恐，又请诊视。其脉尚和平，知其昏迷系黄芪升补之力稍过，遂仍用原方［炒白术六钱、生黄芪六钱、生龙骨（捣细）六钱、生牡蛎（捣细）六钱、大生地六钱、生杭芍三钱、海螵蛸（捣细）四钱、茜草三钱、川续断四钱。主治月经量多、崩漏、月经淋漓不断。编者注］，加赭石八钱，一剂而愈（本案为他人所治，编者注）。（《医学衷中参西录·孙香荪来函》）

○袁镜如，住天津河东，年三十二岁，为天津统税局科员，得大便下血证。

［病因］先因劳心过度，心中时觉发热，继又因朋友宴会，饮酒过度遂得斯证。

［证候］自孟夏下血，历六月不止，每日六七次，腹中觉疼即须入厕，心中时或发热，懒于饮食。其脉浮而不实有似芤脉，而不若芤脉之硬，两尺沉分尤虚，至数微数。

　　[**诊断**] 此证临便时腹疼者，肠中有溃烂处也。心中时或发热者，阴虚之热上浮也。其脉近芤者，失血过多也。其两尺尤虚者，下血久而阴亏，更兼下焦气化不固摄也。此宜用化腐生肌之药治其肠中溃烂，滋阴固气之药固其下焦气化，则大便下血可愈矣。

　　[**处方**] 生怀山药两半、熟地黄一两、龙眼肉一两、净萸肉六钱、樗白皮五钱、金银花四钱、赤石脂（研细）四钱、甘草二钱、鸦胆子仁（成实者）八十粒、生硫黄（细末）八分。

　　药共十味，将前八味煎汤，送服鸦胆子、硫黄各一半，至煎渣再服时，仍送服其余一半，至于硫黄生用之理，详于三期八卷。

　　[**方解**] 方中鸦胆子、硫黄并用者，因鸦胆子善治下血，而此证之脉两尺过弱，又恐单用之失于寒凉，故少加硫黄辅之，况其肠中脂膜，因下血日久易至腐败酿毒，二药之性皆善消除毒菌也。又其腹疼下血，已历半载不愈，有似东人志贺洁所谓阿米巴赤痢，硫黄实又为治阿米巴赤痢之要药也。

　　复诊　前药连服三剂，下血已愈，心中亦不发热，脉不若从前之浮，至数如常。而其大便犹一日溏泻四五次，此宜投以健胃固肠之剂。

　　[**处方**] 炙箭芪三钱、炒白术三钱、生怀山药一两、龙眼肉一两、生麦芽三钱、建神曲三钱、大云苓片二钱。

　　共煎汤一大盅温服。

　　[**效果**] 将药连服五剂，大便已不溏泻，日下一次，遂停服汤药。俾用生怀山药细末煮作粥，调以白糖，当点心服之以善其后。(《医学衷中参西录·血病门·大便下血》)

　　○家族婶有下血证，医治十余年，时愈时发，终未除根……七月，病又反复。治以安冲汤方 [炒白术六钱、生黄芪六钱、生龙骨（捣细）六钱、生牡蛎（捣细）六钱、大生地六钱、生杭芍三钱、海螵蛸（捣细）四钱、茜草三钱、川续断四钱。主治月经量多、崩漏、月经淋漓不断。编者注]，以其心中觉

凉，加干姜二钱。一剂病又愈（本案为他人所治，编者注）。(《医学衷中参西录·孙香荪来函》)

痰　饮

○一妇人，年四十，上焦发热，咳吐失音，所吐之痰自觉腥臭，渐渐羸瘦，其脉弦而有力。投以清火润肺之药，数剂不效。为制此汤（清金益气汤：生黄芪三钱、生地黄五钱、知母三钱、粉甘草三钱、玄参三钱、沙参三钱、川贝母二钱、炒牛蒡子三钱。主治尪羸少气，劳热咳嗽，肺痿失音，频吐痰涎，一切肺金虚损之病。编者注），于大队清火润肺药中，加生黄芪一味以助元气，数剂见轻，十余剂后，病遂痊愈。(《医学衷中参西录·治肺病方·清金益气汤》)

消　渴

○以玉液汤（生山药一两、生黄芪五钱、知母六钱、生鸡内金二钱、葛根钱半、五味子三钱、天花粉三钱。主治消渴。编者注），再每日用生山药四两煮水当茶，治愈数年糖尿证一人（本案为他人所治，编者注）。(《医学衷中参西录·高砚樵来函》)

○邑人某，年二十余，贸易津门，得消渴证。求津门医者，调治三阅月，更医十余人不效，归家就医于愚。诊其脉甚微细，旋饮水旋即小便，须臾数次。投以此汤（生山药一两、生黄芪五钱、知母六钱、生鸡内金二钱、葛根钱半、五味子三钱、天花粉三钱。主治消渴。编者注）加野台参四钱，数剂渴见止，而小便仍数，又加萸肉五钱，连服十剂而愈。

方书消证，分上消、中消、下消。谓上消口干舌燥，饮水不能解渴，系心移热于肺，或肺金本体自热不能生水，当用人参白虎汤；中消多食犹饥，系脾胃蕴有实热，当用调胃承气汤下之；下消谓饮一斗溲亦一斗，系相火虚衰，肾关不固，宜用八味肾气丸。

按：白虎加人参汤，乃《伤寒论》治外感之热，传入阳明胃腑，以致作渴之方。方书谓上消者宜用之，此借用也。愚曾试验多次，然必胃腑兼有实热者，用之方的。中消用调胃承气汤，此须细为斟酌，若其右部之脉滑而且实，用之犹可，若其人饮食甚勤，一时不食，即心中怔忡，且脉象微弱者，系胸中大气下陷，中气亦随之下陷，宜用升补气分之药，而佐以收涩之品与健补脾胃之品，拙拟升陷汤后有治验之案可参观。若误用承气下之，则危不旋踵。至下消用八味肾气丸，其方《金匮》治男子消渴，饮一斗溲亦一斗。而愚尝试验其方，不惟治男子甚效，即治女子亦甚效。(《医学衷中参西录·治消渴方·玉液汤》)

○ 又《绍兴医学报》载有胡适之者，以勤力用功过度，得消渴证，就治于京都协和医院，西医云是糖尿证，不可为矣。胡君归，殊焦灼。盖因西医某素有名，信其言之必确也。其友谓可请中医一治。胡谓中医无科学统系，殊难信用。友曰：此证西医已束手，与其坐以待毙，曷必不屑一试也。胡勉从之，中医至，诊毕曰：此易事也，可服黄芪汤，若不愈惟我是问。胡服后，病竟霍然愈。后西医闻之，托人介绍向中医取所用黄芪化验，此时正在化验中也。

按：炉心有氢气，人腹中亦有氢气，黄芪者能引氢气上达于肺，与吸入之氧气相合而化水，又能鼓胃中津液上行，又能统摄下焦气化，不使小便频数，故能治消渴。三期二卷有玉液汤、滋膵饮，皆治消渴之方，原皆重用黄芪(本案为他人所治，编者注)。(《医学衷中参西录·黄芪解》)

汗　证

○ 一妇人，年二十余。动则自汗，胸胁满闷，心中怔忡。其脉沉迟微弱，右部尤甚。为其脉迟，疑是心肺阳虚，而询之不觉寒凉，知其为大气下陷也。其家适有预购黄芪一包，且证兼自汗，升、柴亦不宜用，遂单用生黄芪一两煎汤，服后诸病皆愈。

有习医者董生捷亭在座，疑而问曰：《本经》黄芪原主大风，有透表之力，生用则透表之力益大，与自汗证不宜。其性升而能补，有膨胀之力，与满闷证不宜。今单用生黄芪两许，而两证皆愈，并怔忡亦愈，其义何居？答曰：黄芪诚有透表之力，故气虚不能逐邪外出者，用于发表药中即能得汗。若其阳强阴虚者，误用之则大汗如雨，不可遏抑。惟胸中大气下陷，致外卫之气无所统摄而自汗者，投以黄芪则其效如神。至于证兼满闷而亦用之者，确知其为大气下陷，呼吸不利而作闷，非气郁而作闷也。至于心与肺同悬胸中，皆大气之所包举，大气升则心有所依，故怔忡自止也。董生闻之，欣喜异常曰：先生真我师也。继加桔梗二钱、知母三钱，又服两刘，以善其后。(《医学衷中参西录·治大气下陷方·升陷汤》)

○一人，年四十七。咳嗽短气，大汗如洗，昼夜不止，心中怔忡，病势危急。遣人询方，俾先用山萸肉（去净核）二两煎服，以止其汗。翌日迎愚诊视，其脉微弱欲无，呼吸略似迫促。自言大汗虽止，而仍有出汗之时，怔忡见轻，仍觉短气。

知其确系大气下陷，遂投以升陷汤（生箭芪六钱、知母三钱、柴胡一钱五分、桔梗一钱五分、升麻一钱。主治胸中大气下陷，气短不足以息，或努力呼吸，有似乎喘；或气息将停，危在顷刻。编者注），为其有汗，加龙骨、牡蛎（皆不用煅）各五钱，三剂而愈。(《医学衷中参西录·治大气下陷方·升陷汤》)

○又其族弟某，年四十八，大汗淋漓，数日不止，衾褥皆湿，势近垂危，询方于愚。俾用净萸肉二两，煎汤饮之，其汗遂止。翌晨，迎愚诊视，其脉沉迟细弱，而右部之沉细尤甚，虽无大汗，遍体犹湿。疑其胸中大气下陷，询之，果觉胸中气不上升，有类巨石相压，乃恍悟前次之大汗淋漓，实系大气陷后，卫气无所统摄而外泄也，遂用生黄芪一两，萸肉、知母各三钱，一剂胸次豁然，汗亦尽止，又服数剂以善其后

（《医学衷中参西录·治阴虚劳热方·来复汤》中也收录本案，编者注）。

按：此证若非胸中大气虚陷，致外卫之气无所统摄而出汗者，投以生黄芪两，其汗出必愈甚，即重用炙黄芪汗出亦必愈甚也。然此中理蕴甚深，三期四卷升陷汤后，发明大气之作用，大气下陷之病状，及黄芪所以能止汗之理，约数千言，兹不胜录也。（《医学衷中参西录·山萸肉解》）

○ 又绍文之族弟妇，年三十二，偶得外感，医者与以麻黄汤，出大汗二次，竟身软无力，胸满气短，寒热如疟，间日一发，非大汗一身，热不能解，解后汗仍不止。有本庄医者投以截疟七宝饮，寒热更甚。诊其脉，浮大无力，沉部紧涩。谓病家曰：此非疟疾。脉浮大无力者，大汗亡阳也。沉部紧涩者，血塞凝滞也。病人云：曩以产后受寒，致少腹作疼，已二年矣。答曰：亡阳急证，宜先回其阳。瘀血证从缓、从末治之可也。为开生黄芪八钱，野台参五钱，知母、附子、於术各三钱，肉桂、甘草各二钱。服二剂，而寒热不发，汗止思食。逾三日，又为开理冲汤（生黄芪三钱、党参二钱、於术二钱、生山药五钱、天花粉四钱、知母四钱、三棱三钱、莪术三钱、生鸡内金三钱。主治闭经、癥瘕、气郁、脾弱、满闷、痞胀、不能饮食。编者注），知母减半，加附子二钱、生水蛭三钱。进七八剂，瘀血行而愈，今生一女矣（本案为他人所治，编者注）。（《医学衷中参西录·董寿山来函》）

虚　损

○ 曾治一少妇，忽然饮食甚多，一时觉饥不食，即心中怔忡。医者以为中消证，屡治不效，向愚询方。疑其胸中大气下陷，为开升陷汤方（升陷汤：生箭芪六钱、知母三钱、柴胡一钱五分、桔梗一钱五分、升麻一钱。主治胸中大气下陷，气短不足以息，或努力呼吸，有似乎喘；或气息将停，危在顷刻。编者注），加龙骨、牡蛎（皆不用煅）各五钱，数剂而愈。

108

盖病因虽同，而病之情状，恒因人之资禀不同而有变易。斯在临证者，细心体察耳。

按：此证与前证，虽皆大气下陷，而实在寒温之余，故方中不用黄芪而用人参。因寒温之热，最能铄耗津液，人参能补气，兼能生津液，是以《伤寒论》方中，凡气虚者皆用人参，而不用黄芪也。(《医学衷中参西录·治大气下陷方·升陷汤》)

○ 曾治一少妇，心中寒凉，饮食减少，坐时觉左半身下坠，寝时不敢向左侧，服温补兼理气之药，年余不效。后愚诊视，左脉微弱不起，知其肝气虚也。治以生黄芪八钱，柴胡、川芎各一钱，干姜三钱，煎汤饮下，须臾左侧即可安卧，又服数剂，诸病皆愈。是知谓肝虚无补法者，非见道之言也。(《医学衷中参西录·治大气下陷方·醒脾升陷汤》)

○ 喘证或疑大气下陷者，气不上达也，喘者，气不下降也，何以历述大气下陷之病状，竟有努力呼吸有似乎喘者？答曰：此理不易骤解，仍宜以治愈之案征之。

一少年因力田劳苦过度，致胸中大气下陷，四肢懒动，饮食减少，自言胸中满闷，其实非满闷乃短气也，粗人不善述病情，往往如此。医者不能自审病因，投以开胸理气之剂，服之增重。又改用半补半破之剂，服两剂后，病又增重。又延他医，投以桔梗、当归、木香各数钱，病大见愈，盖全赖桔梗升提气分之力也。医者不知病愈之由，再服时竟将桔梗易为苏梗，升降易性，病骤反复。自此不敢服药。迟延二十余日，病势垂危，喘不能卧，昼夜倚壁而坐，假寐片时，气息即停，心下突然胀起，急呼醒之，连连喘息数口，气息始稍续，倦极偶卧片时，觉腹中重千斤，不能转侧，且不敢仰卧，其脉乍有乍无，寸关尺或一部独见，或两部同见，又皆一再动而止，此病之危已至极点。因确知其为大气下陷，遂放胆投以生箭芪一两，柴胡、升麻、净萸肉各二钱。煎服片时，腹中大响一阵，有似昏愦，苏息片时，恍然醒悟。自此呼吸复常，可以安卧，转侧轻松，其六脉皆见，仍有雀啄之象。自言百病皆除，惟觉胸中烦热，遂将方中升麻、柴胡皆改用钱半，又加知母、玄参各六钱，服后脉遂复常。惟左关三五不调，知其气分之根柢犹未实也，遂用野台参一两，玄参、天冬、带心麦冬各三钱，两剂痊愈。(《医学衷中参西录·大气诠》)

○后治一妇人，年近五旬。身热痨嗽，脉数几至八至。先用六味地黄丸加减作汤服不效，继用左归饮加减亦不效。愚忽有会悟，改用生黄芪六钱、知母八钱为方，数剂见轻，又加丹参、当归各三钱，连服十剂痊愈。

以后凡遇阴虚有热之证，其稍有根柢可挽回者，于方中重用黄芪、知母，莫不随手奏效。始知叔和脉法谓数至七八至为不治之脉者，非确论也。盖人禀天地之气以生，人身之气化即天地之气化，天地将雨之时，必阳气温暖上升，而后阴云会合大雨随之。黄芪温升补气，乃将雨时上升之阳气也；知母寒润滋阴，乃将雨时四合之阴云也。二药并用，大具阳升阴应、云行雨施之妙。膏泽优渥烦热自退，此不治之治也。况痨瘵者多损肾，黄芪能大补肺气，以益肾水之源，使气旺自能生水，而知母又大能滋肺中津液，俾阴阳不至偏胜，即肺脏调和，而生水之功益著也(黄芪、知母虽可并用以退虚热，然遇阴虚热甚者，又必须加生地黄八钱或至一两，方能服之有效)。

或又问：肾气丸既按古方修制，可以有效，而《金匮》虚劳门，肾气丸与大黄䗪虫丸之外，又有七方，皆可随证采择，则予之十全育真汤，似亦可以不拟欤？答曰：《金匮》虚劳门诸方，虽皆有效，而一方专治虚劳门一证。若拙拟十全育真汤，实兼治虚劳门诸证。如方中用黄芪以补气，而即用人参以培元气之根本。用知母以滋阴，而即用山药、元参以壮真阴之渊源。用三棱、莪术以消瘀血，而即用丹参以化瘀血之渣滓。至龙骨、牡蛎，若取其收涩之性，能助黄芪以固元气；若取其凉润之性，能助知母以滋真阴；若取其开通之性（《神农本草经》龙骨主癥瘕，后世本草亦谓牡蛎消血），又能助三棱、莪术以消融瘀滞也。至于疗肺虚之咳逆、肾虚之喘促，山药最良。治多梦之纷纭，虚汗之淋漓，龙骨、牡蛎尤胜。此方中意也，以寻常药饵十味，汇集成方，而能补助人身之真阴阳、真气血、真精神，故曰十全育真也。

　　痨瘵者多兼瘀血，其证原有两种：有因痨瘵而瘀血者，其人或调养失宜，或纵欲过度，气血亏损，流通于周身者必然迟缓，血即因之而瘀，其瘀多在经络；有因瘀血而成痨瘵者，其人或有跌伤碰伤，或力小任重，或素有吐衄证，服药失宜，以致先有瘀血，日久浸成痨瘵，其瘀血多在脏腑。此二者服十全育真汤皆可愈。而瘀血在脏腑者，尤须多用破血之药。又瘀在经络者，亦可用前方资生汤（生山药一两、玄参五钱、於术三钱、生鸡内金二钱、牛蒡子三钱。主治痨瘵羸弱已甚，饮食减少，喘促咳嗽，身热脉虚数者，闭经。编者注），加当归、丹参。瘀在脏腑之剧者，又宜用拙拟理冲汤，或理冲丸。此数方可参变汇通，随时制宜也。

　　世俗医者，遇脉数之证，大抵责之阴虚血涸。不知元气虚极莫支者，其脉可至极数。设有人或力作，或奔驰，至气力不能支持之时，其脉必数。乃以力倦之不能支持，以仿气虚之不能支持，其事不同而其理同也。愚临证细心体验，凡治虚劳之证，固不敢纯用补药。然理气药多于补气药，则脉即加数；补气药多于理气药，则脉即渐缓。是知脉之数与不数，固视乎血分之盈亏，实尤兼视乎气分之强弱。故此十全育真汤中，台参、黄芪各四钱，而三棱、莪术各钱半，补气之药原数倍于理气之药。若遇气分虚甚者，犹必以鸡内金易三棱、莪术也。

　　药性之补、破、寒、热，虽有一定，亦视乎服药者之资禀为转移。尝权衡黄芪之补力，与三棱、莪术之破力，等份用之原无轩轾。尝用三棱、莪术各三钱，治脏腑间一切癥瘕积聚，恐其伤气，而以黄芪六钱佐之，服至数十剂，病去而气分不伤，且有愈服而愈觉强壮者。若遇气分甚虚者，才服数剂，即觉气难支持，必须加黄芪，或减三棱、莪术，方可久服。盖虚极之人，补药难为攻，而破药易见过也。若其人气壮而更兼郁者，又必须多用三棱、莪术，或少用黄芪，而后服之不至满闷。又尝权衡黄芪之热力，与知母之寒力，亦无轩轾，等份用之可久服无寒热也（此论汤剂作丸剂则知母寒力胜于黄芪热力）。而素畏热者，服之必至增热；素畏寒者，服之又转增寒，其寒热之力无定，亦犹补破之力无定也。故临证调方者，务须细心斟酌，随时体验，息息与病机相符，而后百用不至一失也。古人云"良工心苦，志在活人"者，尚无愧斯言也。

至化淀粉，当全赖胆汁，盖淀粉属土，胆汁属木，木能疏土，物理之自然也。（《医学衷中参西录·治阴虚劳热方·十全育真汤》）

○李登高，山东恩县人，年三十二岁，寓天津河东瑞安街，拉洋车为业，得大气下陷证。

[病因] 腹中觉饥，未吃饭，枵腹奔走七八里，遂得此病。

[证候] 呼吸短气，心中发热，懒食，肢体酸懒无力，略有动作，即觉气短不足以息。其脉左部弦而兼硬，右部则寸关皆沉而无力。

[诊断] 此胸中大气下陷，其肝胆又蕴有郁热也。盖胸中大气，原为后天宗气，能代先天元气主持全身，然必赖水谷之气以养之。此证因忍饥劳力过度，是以大气下陷，右寸关之沉而无力其明征也。其举家数口生活皆赖一人劳力，因气陷不能劳力继将断炊，肝胆之中遂多起急火，其左脉之弦而兼硬是明征也。治之者当用拙拟之升陷汤（生黄芪六钱、知母三钱、柴胡一钱五分、桔梗一钱五分、升麻一钱；主治胸中大气下陷，气短不足以息。编者注），升补其胸中大气，而辅以凉润之品以清肝胆之热。

[处方] 生箭芪八钱、知母五钱、桔梗二钱、柴胡二钱、升麻钱半、生杭芍五钱、龙胆草二钱。

共煎汤一大盅，温服。

[效果] 将药连服两剂，诸病脱然痊愈。（《医学衷中参西录·气病门·大气下陷》）

○李景文，年二十六岁，北平大学肄业生，得大气下陷兼消食证。

[病因]其未病之前二年，常觉呼吸短气，初未注意。继因校中功课劳心短气益剧，且觉食量倍增，因成消食之证。

[证候]呼吸之间，觉吸气稍易而呼气费力，夜睡一点钟许，即觉气不上达，须得披衣起坐，迟移时，气息稍顺，始能再睡。一日之间，进食四次犹饥，饥时若不急食，即觉怔忡。且心中常觉发热，大便干燥，小便短赤，其脉浮分无力，沉分稍实，至数略迟。

[诊断]此乃胸中大气下陷，兼有伏气化热因之成消食也。为其大气下陷，是以脉象浮分无力，为其有伏气化热，是以其沉分犹实，既有伏气化热矣，而脉象转稍迟者，因大气下陷之脉原多迟也。盖胃中有热者，恒多化食，而大气下陷其胃气因之下降甚速者，亦恒能多食。今既病大气下陷，又兼伏气化热侵入胃中，是以日食四次犹饥也。此宜升补其胸中大气，再兼用寒凉之品，以清其伏气所化之热，则短气与消食原不难并愈也。

[处方]生箭芪六钱、生石膏（捣细）一两、天花粉五钱、知母五钱、玄参四钱、升麻钱半、柴胡钱半、甘草钱半；共煎汤一大盅，温服。

复诊 将药连服四剂，短气已愈强半，发热与消食亦大见愈，遂即原方略为加减，俾再服之。

[处方]生箭芪六钱、天花粉六钱、知母六钱、玄参六钱、净萸肉三钱、升麻钱半、柴胡钱半、甘草钱半；共煎汤一大盅，温服。

[方解]方中去石膏者，以伏气所化之热所余无多也。既去石膏而又将花粉、知母诸凉药加重者，因花粉诸药原用以调剂黄芪之温补生热，而今则兼用之以清伏气所化之余热，是以又加重也。至于前方之外，又加萸肉者，欲以收敛大气之涣散，俾大气之已升者不至复陷，且又以萸肉得木气最浓，酸敛之中大具条畅之性，虽伏气之热犹未尽消，而亦不妨用之也。

[效果]将药又连服四剂，病遂痊愈。俾停服汤药，再用生箭芪、

天花粉等份轧为细末，每服三钱，日服两次，以善其后。或问：脉之迟数，恒关于人身之热力，热力过盛则脉数，热力微弱则脉迟，此定理也。今此证虽有伏气化热，因大气下陷而脉仍迟，何以脉之迟数与大气若斯有关系乎？答曰：胸中大气亦名宗气，为其实用能斡旋全身，故曰大气，为其为后天生命之宗主，故又曰宗气。《内经》谓宗气积于胸中，以贯心脉，而行呼吸，深思《内经》之言，知肺叶之阖辟，固为大气所司，而心机之跳动，亦为大气所司也。今因大气下陷而失其所司，是以不惟肺受其病，心机之跳动亦受其病，而脉遂迟也。(《医学衷中参西录·气病门·大气下陷兼消食》)

○门人高如璧曾治一人，年三十余。因枵腹劳力过度，致大气下陷。寒热往来，常常短气，大汗淋漓，头疼咽干，畏凉嗜睡，迁延日久，不能起床。医者误认为肝气郁结，投以鳖甲、枳实、麦芽诸药，病益剧。诊其脉，左寸关尺皆不见，右部脉虽见，而微弱欲无。知其为大气下陷，投以升陷汤（生箭芪六钱、知母三钱、柴胡一钱五分、桔梗一钱五分、升麻一钱。主治胸中大气下陷，气短不足以息，或努力呼吸，有似乎喘；或气息将停，危在顷刻。编者注），加人参三钱，一剂左脉即见，又将知母改用五钱，连服数剂痊愈（本案为他人所治，编者注）。(《医学衷中参西录·治大气下陷方·升陷汤》)

○其所最效者，用十全育真汤治愈同学朱风岩之夫人虚劳病。此病曾经汉泉著名西医江徐二君诊治年余，花费千元，不但无效，而且备后事矣。青见其所患与十全育真汤主治之病相同，为书原方[野台参四钱、生黄芪四钱、生山药四钱、知母四钱、玄参四钱、生龙骨（捣细）四钱、生牡蛎（捣细）四钱、丹参二钱、三棱钱半、莪术钱半。主治虚劳，脉弦、数、细、微，肌肤甲错，形体羸瘦，饮食不壮筋力，或自汗，或咳逆，或喘促，或寒热不时，或多梦纷纭，精气不固。编者注]服之。四剂病若失，群惊为神。因将《衷中参西录》追示众人，即迷信西医者阅之，无不服夫子立方之善、医学之

精矣（本案为他人所治，编者注）。(《医学衷中参西录·萧介青来函》)

○ 前岁有门人因事至沈，归以先生所著之《衷中参西录》相赠。庆（指奉天恒仁县女子师范校长阎兆元，名国庆。编者注）每于课余之际，捧读不置，所谓实获我心者也。继有邻居求为治病，辞之不获，因采用书中各方，无不立奏肤功，而尤以治大气下陷及痢证为最有效。

客岁家慈得大气下陷证，庆以向未行医，未敢率尔用药，遂聘本县名流再三诊治，终无效验。迟至今岁正月初二日，气息奄奄，迫不及待，遂急用第四卷之升陷汤（此指回阳升陷汤。生黄芪六钱、知母三钱、柴胡一钱五分、桔梗一钱五分、升麻一钱；主治胸中大气下陷，气短不足以息。编者注），遵方后所注更番增减，按证投药，数月沉疴，数日痊愈，此皆先生所赐也。独恨云山遥隔，未得追随杖履，以亲承教益耳（本案为他人所治，编者注）。(《医学衷中参西录·阎兆元来函》)

○ 如璧又治一妇人，年三十许。胸中短气，常常出汗，剧时觉气不上达，即昏不知人，移时始苏，睡时恒自惊寤。诊其脉，微弱异常，知其胸中大气下陷甚剧。遂投以升陷汤（生箭芪六钱、知母三钱、柴胡一钱五分、桔梗一钱五分、升麻一钱。主治胸中大气下陷，气短不足以息，或努力呼吸，有似乎喘；或气息将停，危在顷刻。编者注），知母改用五钱，又加人参、萸肉（去净核）各三钱，连服数剂痊愈（本案为他人所治，编者注）。(《医学衷中参西录·治大气下陷方·升陷汤》)

○ 天津东门里东箭道，宋氏妇，年四旬，于仲夏得大气下陷周身发冷证。

[病因] 禀赋素弱，居恒自觉气分不足，偶因努力搬运重物，遂觉呼吸短气，周身发冷。

[证候] 呼吸之间，恒觉气息不能上达，时当暑热，着夹衣犹觉寒凉，头午病稍轻，午后则渐剧，必努力始能呼吸，外被大氅犹或寒战，饮食少许，犹不消化。其脉关前沉细欲无，关后差胜亦在沉分，一息不

足四至。

[**诊断**] 此上焦心肺之阳虚损，又兼胸中大气下陷也。为其心肺阳虚，是以周身恶寒而饮食不化，为其胸中大气下陷，是以呼吸短气。头午气化上升之时是以病轻，过午气化下降之时所以增剧也。拟治以回阳升陷汤（生黄芪六钱、知母三钱、柴胡一钱五分、桔梗一钱五分、升麻一钱；主治胸中大气下陷，气短不足以息。编者注）加党参之大力者以补助之。

[**处方**] 生箭芪八钱、野台党参四钱、干姜四钱、当归身四钱、桂枝尖三钱、甘草二钱。

共煎汤一大盅，温服。

[**效果**] 将药连服三剂，气息已顺，而兼有短气之时，周身已不发冷，惟晚间睡时仍须厚覆，饮食能消化，脉象亦大有起色。遂即原方去党参，将干姜、桂枝皆改用二钱，又加生怀山药八钱，俾再服数剂，以善其后。

[**说明**] 心为君火，全身热力之司命，肺与心同居膈上，一系相连，血脉之循环又息息相通，是以与心相助为理，同主上焦之阳气。然此气虽在上焦，实如日丽中天，照临下土，是以其热力透至中焦，胃中之饮食因之熟腐，更透至下焦，命门之相火因之生旺，内温脏腑，外暖周身，实赖此阳气为布护宣通也。特是，心与肺皆在胸中大气包举之中，其布护宣通之原动力，实又赖于大气。此证心肺之阳本虚，向赖大气为之保护，故犹可支持，迨大气陷而失其保护，遂致虚寒之象顿呈。此方以升补胸中大气为主，以培养心肺之阳为辅，病药针芥相投，是以服之辄能奏效也。（《医学衷中参西录·气病门·大气下陷身冷》）

○ 一妇人，年二十余。因境多拂郁，常作恼怒，遂觉呼吸短气，咽干作渴，剧时觉气息将停，努力始能呼吸。其脉左部如常，右部来缓去急，分毫不能鼓指。《内经》谓宗气贯心脉，宗气即大气也。此证盖因常常恼怒，致大气下陷，故不能鼓脉外出，以成波澜也。

遂投以升陷汤（生箭芪六钱、知母三钱、柴胡一钱五分、桔梗一钱五分、升麻一钱。主治胸中大气下陷，气短不足以息，或努力呼吸，有似乎喘；或气息将停，危在顷刻。编者注），为其作渴，将方中知母改用六钱，连服三剂，病愈强半，右脉亦较前有力，遂去升麻，又服数剂痊愈。

或问：《内经》谓恐则气陷，前案中已发明之。然《内经》又谓怒则气逆也，何以与此案中之理相矛盾乎？答曰：《内经》所谓怒则气逆者，指肝胆之气而言，非谓胸中大气也。然肝胆之气上逆有冲大气亦上逆者，故人当怒急之时，恒有头目眩晕，其气呼出不能吸入，移时始能呼吸，此因大气上逆也。有肝胆之气上逆，排挤大气转下陷者，拙拟参赭镇气汤（在第二卷）下，有治验之案可考也。况大气原赖谷气养之，其人既常恼怒，纳谷必少，大气即暗受其伤而易下陷乎。(《医学衷中参西录·治大气下陷方·升陷汤》)

○ 一妇人，年二十余。资禀素羸弱，因院中失火，惊恐过甚，遂觉呼吸短气，心中怔忡，食后更觉气不上达，常作太息。其脉近和平，而右部较沉。知其胸中大气因惊恐下陷，《内经》所谓恐则气陷也。遂投以升陷汤（生箭芪六钱、知母三钱、柴胡一钱五分、桔梗一钱五分、升麻一钱。主治胸中大气下陷，气短不足以息，或努力呼吸，有似乎喘；或气息将停，危在顷刻。编者注），为心中怔忡，加龙眼肉五钱，连服四剂而愈。(《医学衷中参西录·治大气下陷方·升陷汤》)

○ 一妇人，年三十许。胸中满闷，不能饮食。医者纯用开破之药数剂，忽然寒热，脉变为迟。医者见脉迟，又兼寒热，方中加黄芪、桂枝、干姜各数钱，而仍多用破气之药。购药未服，愚应其邻家延请，适至其村，病家求为诊视，其脉迟而且弱。问其呼吸觉短气乎？答曰：今于服药数剂后，新添此证。知其胸中大气因服破气之药下陷。时医者在座，不便另为疏方。遂谓医曰：子方中所加之药，极为对证，然此对其胸中大气下陷，破气药分毫不可再用。

第三章 医案

117

遂单将所加之黄芪、桂枝、干姜煎服。寒热顿已，呼吸亦觉畅舒。后医者即方略为加减，又服数剂痊愈。(《医学衷中参西录·治大气下陷方·升陷汤》)

〇一妇人，年三十许。胸中满闷，时或作疼，鼻息发热，常常作渴。自言得之产后数日，劳力过度。其脉迟而无力，筹思再三，莫得病之端绪。姑以生山药一两，滋其津液，鸡内金二钱，陈皮一钱，理其疼闷，服后忽发寒热。再诊其脉，无力更甚，知其气分郁结，又下陷也。遂为制此汤 [生黄芪六钱、知母三钱、当归身三钱、桂枝尖一钱半、柴胡钱半、乳香（不去油）三钱、没药（不去油）三钱。主治胸中大气下陷，又兼气分郁结，经络湮淤者。编者注]，一剂诸病皆觉轻，又服四剂痊愈。(《医学衷中参西录·治大气下陷方·理郁升陷汤》)

〇一妇人，因临盆努力过甚，产后数日，胁下作疼，又十余日，更发寒热。其翁知医，投以生化汤两剂，病大见愈。迟数日，寒热又作。遂延他医调治，以为产后瘀血为恙，又兼受寒，于活血化瘀药中，重加干姜。数剂后，寒热益甚，连连饮水不能解渴。时当仲夏，身热如炙，又复严裹厚被，略以展动即觉冷气侵肤。后愚诊视，左脉沉细欲无，右脉沉紧，皆有数象。知其大气下陷，又为热药所伤也。其从前服生化汤觉轻者，全得川芎升提之力也。治以升陷汤（生箭芪六钱、知母三钱、柴胡一钱五分、桔梗一钱五分、升麻一钱。主治胸中大气下陷，气短不足以息，或努力呼吸，有似乎喘；或气息将停，危在顷刻。编者注），将方中知母改用八钱，又加玄参六钱，一剂而寒热已，亦不作渴。从前两日不食，至此遂能饮食。惟胁下微疼，继服拙拟理郁升陷汤 [生黄芪六钱、知母三钱、当归身三钱、桂枝尖一钱半、柴胡钱半、乳香（不去油）三钱、没药（不去油）三钱。主治胸中大气下陷，又兼气分郁结，经络湮淤者。编者注]，二剂痊愈。

按：产后虽有实热，若非寒温外感之热，忌用知母而不忌用玄参，以玄参原为治产乳之药，《本经》有明文也。此证虽得之产后，时已逾月，故敢放胆重用知母。

或问：紧为受寒之脉，故《伤寒》麻黄汤证其脉必紧。此证既为热药所伤，何以其右脉沉紧？答曰：脉沉紧者，其脉沉而有力也。夫有力当作洪象，此证因大气下陷，虽内有实热，不能鼓脉作起伏之势，故不为洪而为紧，且为沉紧也。其独见于右部者，以所服干姜之热胃先受之也。

按：脉无起伏为弦，弦而有力，即紧脉也。若但弦则为寒矣。仲景"平脉篇"谓"双弦者寒，偏弦者饮"。究之饮为稀涎，亦多系因寒而成也。（《医学衷中参西录·治大气下陷方·升陷汤》）

〇 一人，年二十余。因力田劳苦过度，致胸中大气下陷。四肢懒动，饮食减少，自言胸中满闷。其实非满闷，乃短气也。粗人不善述病情，往往如此。医者不能自审病因，投以开胸理气之剂，服之增重。又改用半补半破之剂，两剂后，病又见重。又延他医，投以桔梗、当归、木香各数钱，病大见愈，盖全赖桔梗，升提气分之力也。医者不知病愈之由，再服时，竟将桔梗易为苏梗，升降异性，病骤反复。自此不敢服药，迟延二十余日，病势垂危，喘不能卧，昼夜倚壁而坐，假寐片时，气息即停，心下突然胀起，急呼醒之，连连喘息数口，始觉气息稍续，倦极偶卧片时，觉腹中重千斤，不能转侧，且不敢仰卧。延愚诊视，其脉乍有乍无，寸关尺三部，或一部独见，或两部同见，又皆一再动而止，此病之危，已至极点。因确知其为大气下陷，遂放胆投以生箭芪一两，柴胡、升麻、萸肉（去净核）各二钱。煎服片时，腹中大响一阵，有似昏愦苏息，须臾恍然醒悟，自此呼吸复常，可以安卧，转侧轻松。其六脉皆见，仍有雀啄之象。自言百病皆除，惟觉胸中烦热。遂将方中升麻、柴胡，皆改用钱半，又加知母、玄参各六钱，服后脉遂复常。惟左关参伍不调，知其气分之根柢犹未实也。遂改用野台参一两，玄参、天冬、麦冬（带心）各三钱，两剂痊愈。

或问：喘者皆系气上逆，而不能下达。此证系胸中大气下陷，何以亦作喘乎？答曰：人之胸中大气，实司肺脏之呼吸，此证因大气下陷过甚，呼吸之机关将停，遂勉强鼓舞肺脏，努力呼吸以自救，其迫促之形有似乎喘，而实与气逆之喘有天渊之分。观此证假寐之时，肺脏不能努力呼吸，气息即无，其病情可想也。设以治气逆作喘者治此证，以治此证之喘者治气逆作喘，皆凶危立见。临证者当细审之。

按：大气下陷之甚者，其努力呼吸，迫促异常之状，与喘之剧者，几无以辨。然喘证无论内伤外感，其剧者必然肩息（《内经》谓喘而肩动者为肩息）；大气下陷者，虽至呼吸有声，必不肩息。盖肩息者，因喘者之吸气难；不肩息者，因大气下陷者之呼气难也。欲辨此证，可作呼气难与吸气难之状，以默自体验，临证自无差谬。又喘者之脉多数，或有浮滑之象，或尺弱寸强；大气下陷之脉，皆与此成反比例，尤其明征也。(《医学衷中参西录·治大气下陷方·升陷汤》)

○一人，年三十余。常觉胆怯，有时心口或少腹瞤动后，须臾觉有气起自下焦，上冲胸臆，郁而不伸，连作呃逆，脖项发热，即癫狂唱呼。其夹咽两旁内，突起若瘰疬，而不若瘰疬之硬。且精气不固，不寐而遗，上焦觉热，下焦觉凉。其脉左部平和，微嫌无力，右部直上直下（李士材《脉诀》云直上直下冲脉昭昭），仿佛有力，而按之非真有力。从前屡次医治皆无效。此肾虚，致冲气挟痰上冲，乱其心之神明也。投以此汤，减厚朴之半，加山萸肉（去净核）五钱，数剂诸病皆愈，惟觉短气。知系胸中大气下陷（理详第四卷升陷汤下），投以拙拟升陷汤（生箭芪六钱、知母三钱、柴胡一钱五分、桔梗一钱五分、升麻一钱。主治胸中大气下陷，气短不足以息，或努力呼吸，有似乎喘；或气息将停，危在顷刻。编者注），去升麻、柴胡，加桂枝尖二钱，两剂而愈。盖此证，从前原有逆气上干，升麻、柴胡能升大气，恐兼升逆气，桂枝则升大气，兼降逆气，故以之代升、柴也。(《医学衷中参西录·治痰饮方·龙蚝理痰汤》)

○一人，年四十许。失音半载，渐觉咽喉发紧，且常溃烂，畏风恶寒，冬日所着衣服，至孟夏犹未换。饮食减少，浸成虚劳。多方治疗，病转增剧。诊其脉，两寸微弱，毫无轩起之象，知其胸中大气下陷也。投以升陷汤（生箭芪六钱、知母三钱、柴胡一钱五分、桔梗一钱五分、升麻一钱。主治胸中大气下陷，气短不足以息，或努力呼吸，有似乎喘；或气息将停，危在顷刻。编者注），加玄参四钱，两剂咽喉即不发紧。遂减去升麻，又连服十余剂，诸病皆愈。（《医学衷中参西录·治大气下陷方·升陷汤》）

○一人，年五十余。大怒之后，下痢月余始愈。自此胸中常觉满闷，饮食不能消化。数次延医服药，不外通利气分之品，即间有温补脾胃者，亦必杂以破气之药，愈服病愈增重。后愚诊视，其脉沉细微弱，至数甚迟。询其心中，常有觉凉之时，知其胸中大气下陷，兼上焦阳分虚损也。遂投以此汤（回阳升陷汤：生黄芪八钱、干姜六钱、当归身四钱、桂枝尖三钱、甘草一钱。主治心肺阳虚，大气又下陷者。编者注），十剂痊愈。后因怒病又反复，医者即愚方加厚朴二钱，服后少腹下坠作疼，彻夜不能寐，复求为诊治，仍投以原方而愈。（《医学衷中参西录·治大气下陷方·回阳升陷汤》）

○一诸生，年五十六，为学校教员，每讲说后，即觉短气，向愚询方。愚曰：此胸中大气，虚而欲陷，为至紧要之证，当多服升补气分之药。彼欲用烧酒炖药，谓朝夕服之甚便。愚曰：如此亦可，然必须将药炖浓，多饮且常饮耳。遂为疏方，用生黄芪四两，野台参二两，柴胡、桔梗各八钱，先用黄酒斤许，煎药十余沸，再用烧酒二斤，同贮瓶中，置甑中炖开，每饭前饮之，旬日而愈。后因病愈，置不复饮。隔年，一日步行二里许，自校至家，似有气息迫促之状，不能言语，倏忽而亡。盖其身体素胖，艰于行步，胸中大气，素有欲陷之机，因行动劳苦，而遂下陷，此诚《内经》所谓"大气入于脏腑，不病而猝死"者也。方书有气厥，中气诸名目，大抵皆大气下陷之证，特未窥《内经》之旨，而妄为议论耳。

按:《内经》原有"气厥"二字,乃谓气厥逆上行,非后世所谓气厥也。

或问:案中所载大气下陷证,病因及其病状,皆了如指掌矣。然其脉之现象,或见于左部,或见于右部,或左右两部皆有现象可征,且其脉多迟,而又间有数者,同一大气之下陷也,何以其脉若是不同乎?答曰:胸中大气包举肺外,原与肺有密切之关系,肺之脉诊在右部,故大气下陷,右部之脉多微弱者其常也。然人之元气自肾达肝,自肝达于胸中,为大气之根本。其人或肝肾素虚,或服破肝气之药太过,其左脉或即更形微弱,若案中左部寸关尺皆不见,左脉沉细欲无,左关参伍不调者是也。至其脉多迟,而又间有数者,或因阴分虚损,或兼外感之热,或为热药所伤,乃兼证之现脉,非大气下陷之本脉也。(《医学衷中参西录·治大气下陷方·升陷汤》)

○邑六间房庄王氏女,年二十余,心中寒凉,饮食减少,延医服药,年余无效,且益羸瘦。后愚诊视,其左脉微弱不起,断为肝虚证。其父知医,疑而问曰:向延医诊治,皆言脾胃虚弱,相火衰损,故所用之方皆健脾养胃、补助相火,曾未有言及肝虚者,先生独言肝虚,但因左脉之微弱乎?抑别有所见而云然乎?答曰:肝脏之位置虽居于右,而其气化实先行于左,试问病人,其左半身必觉有不及右半身处,是其明征也。询之,果觉坐时左半身下坠,卧时不敢向左侧,其父方信愚言,求为疏方。遂用生黄芪八钱,柴胡、川芎各一钱,干姜三钱,煎汤饮下,须臾左侧即可安卧,又服数剂,诸病皆愈。

惟素有带证尚未除,又于原方加牡蛎数钱,服数剂带证亦愈。其父复疑而问曰:黄芪为补肺脾之药,今先生用以补肝,竟能随手奏效,其义何居?答曰:同声相应,同气相求,孔子之言也。肝属木而应春令,其气温而性喜条达,黄芪之性温而上升,以之补肝原有同气相求之妙用。愚自临证以来，凡遇肝气虚弱不能条达，用一切补肝之药皆不效，重用黄芪为主，而少佐以理气之品，服之覆杯即见效验，彼谓肝虚无补法者，原非见道之言也。

《本经》谓黄芪主大风者，诚见其效。(《医学衷中参西录·黄芪解》)

痹　证

○湖北医兵张某，患历节风证，西医名偻麻质斯，服其药年余无效，步履艰难，天未凉即着皮裤。诊其脉，浮数有力，知为经络虚而有热之象。遂用"痿废门"加味黄芪五物汤(生箭芪一两、於术五钱、当归五钱、桂枝尖三钱、秦艽三钱、广陈皮三钱、生杭芍五钱、生姜五片。热者加知母，凉者加附子，脉滑有痰者加半夏。主治历节风证，周身关节皆疼，或但四肢作疼，足不能行步，手不能持物。编者注)，遵注热者加知母，又加生薏米、鲜桑枝、牛膝、木通。服一剂觉轻减，三剂离杖，五剂痊愈。

近年用此方治痛风、历节证，愈者甚多。若无热者，即用书中原方，亦甚效验(本案为他人所治，编者注)。(《医学衷中参西录·宗弟相臣来函》)

痿　证

○门人张甲升曾治一人，年三十余。于季冬负重贸易，日行百余里，歇息时，又屡坐寒地。后觉腿疼，不能行步，浸至卧床不能动转，周身筋骨似皆痿废，服诸药皆不效。甲升治以加味补血汤(生箭芪一两、当归五钱、龙眼肉五钱、丹参三钱、明乳香三钱、明没药三钱、甘松二钱，真鹿角胶三钱，另炖同服。主治身形软弱，肢体渐觉不遂，或头重目眩，或神昏健忘，或觉脑际紧缩作疼。甚或昏仆移时苏醒致成偏枯，或全身痿废，脉象迟弱，内中风证之偏虚寒者，此即西人所谓脑贫血病也。久服此汤当愈。编者注)，将方中乳香、没药皆改用六钱，又加净萸肉一两。数剂后，腿即不疼。又服十余剂，遂痊愈。

按：加味补血汤，原治内中风之气血两亏者，而略为变通，即治腿疼如此效验，可谓善用成方者矣（本案为他人所治，编者注）。(《医学衷中参西录·治内外中风方·加味补血汤》)

○一妇人，年三十余。得下痿证，两腿痿废，不能屈伸，上半身常常自汗，胸中短气，少腹下坠，小便不利，寝不能寐。延医治疗数月，病势转增。诊其脉细如丝，右手尤甚。知其系胸中大气下陷，欲为疏方，病家疑而问曰：大气下陷之说，从前医者皆未言及。然病之本源既为大气下陷，何以有种种诸证乎？答曰：人之大气虽在胸中，实能统摄全身，今因大气下陷，全身无所统摄，肢体遂有废而不举之处，此两腿之所以痿废也。其自汗者，大气既陷外卫之气亦虚也。其不寐者，大气既陷神魂无所依附也。小便不利者，三焦之气化不升则不降，上焦不能如雾，下焦即不能如渎也。至于胸中短气，少腹下坠，又为大气下陷之明征也。

遂治以升陷汤（生箭芪六钱、知母三钱、柴胡一钱五分、桔梗一钱五分、升麻一钱。主治胸中大气下陷，气短不足以息，或努力呼吸，有似乎喘；或气息将停，危在顷刻。编者注），因其自汗，加龙骨、牡蛎（皆不用煅）各五钱，两剂汗止，腿稍能屈伸，诸病亦见愈。继服拙拟理郁升陷汤［生黄芪六钱、知母三钱、当归身三钱、桂枝尖一钱半、柴胡钱半、乳香（不去油）三钱、没药（不去油）三钱。主治胸中大气下陷，又兼气分郁结，经络湮淤者。编者注］数剂，两腿渐能着力。然痿废既久，病在筋脉，非旦夕所能脱然。俾用舒筋通脉之品，制作丸药，久久服之，庶能痊愈。(《医学衷中参西录·治大气下陷方·升陷汤》)

腿　痛

○奉天本溪湖煤铁公司科员王云生，年四十余，两胁下连腿作疼，其疼剧之时，有如锥刺，且尿道艰涩滴沥，不能成溜，每小便一次，须多半点钟，其脉亦右部如常，左部微弱。亦投以曲直汤（净萸肉一两、知母六钱、生乳香三钱、生没药三钱、当归三钱、丹参三钱。主治肝虚腿疼。编者注），加生黄芪八钱、续断三钱，一剂其疼减半，小便亦觉顺利。再诊之，左脉较前有力。又按原方略为加减，连服二十余剂，胁与腿之疼皆愈，小便亦通利如常。盖两胁为肝之部位，肝气壮旺上达，自不下郁而作疼。至其小便亦通利者，因肾为二便之关，肝气既旺，自能为肾行气也（古方书有肝行肾之气之语）。

按：山萸肉得木气最厚，酸性之中大具开通之力，以木性喜条达故也。《神农本草经》谓主寒湿解，诸家本草多谓其能通利九窍，其性不但补肝，而兼能利通气血可知，若但视为收涩之品，则浅之乎视山萸肉矣。特是其核与肉之性相反，用者须加审慎，千万将核去净。有门人张甲升亦有重用山萸肉治愈腿疼之案，附载于加味补血汤（在第七卷）后，可参观。再合之拙拟既济汤（熟地一两、萸肉一两、生山药六钱、生龙骨六钱、生牡蛎六钱、茯苓三钱、生杭芍三钱、附子一钱。主治大病后阴阳不相维系。编者注）、来复汤（皆在第一卷）后，所载重用萸肉治验之案，则山萸肉之功用，不几令人不可思议哉！

乳香、没药不但流通经络之气血，诸凡脏腑中有气血凝滞，二药皆能流通之。医者但知其善入经络，用之以消疮疡，或外敷疮疡，而不知用之以调脏腑之气血，斯岂知乳香、没药者哉。（《医学衷中参西录·治气血郁滞肢体疼痛方·曲直汤》）

○寿田之侄甲升，从愚学医。曾治一人，年三十余，于季冬负重贸易，日行百里，歇息时又屡坐寒地，后觉腿疼不能行步，浸至卧床不能转侧，周身筋骨似皆痿废，延医调治罔效。甲升治以曲直汤（净萸肉一两、知母六钱、生乳香三钱、生没药三钱、当归三钱、丹参三钱。主治肝虚腿疼，左部脉微弱者。编者注），方中当归、丹参、乳香、没药皆改用四钱，

去知母，加黄芪一两，服至五剂后，腿即不疼，又服十余剂痊愈（本案为他人所治，编者注）。（《医学衷中参西录·山萸肉解》）

○一室女腿疼，几不能步，治以拙拟健运汤（生黄芪六钱、野台参三钱、当归三钱、寸麦冬三钱、知母三钱、生明乳香三钱、生明没药三钱、莪术一钱、三棱一钱。主治腿疼、臂疼因气虚者。亦治腰疼。编者注）而愈。次年旧病复发，又兼腰疼，再服前方（指健运汤，编者注）不效。诊其脉，右关甚濡弱，询其饮食减少，为制此汤（振中汤：炒白术六钱、当归身二钱、陈皮二钱、厚朴钱半、生明乳香钱半、生明没药钱半。主治腿疼、腰疼，饮食减少者。编者注）数剂，饮食加多，二十剂后，腰疼腿疼皆愈。盖此方重用白术以健补脾胃，脾胃健则气化自能旁达。且白术主风寒湿痹，《神农本草经》原有明文，又辅以通活气血之药，不惟风寒湿痹开，而气血之痹而作疼者，亦自开也。（《医学衷中参西录·治气血郁滞肢体疼痛方·振中汤》）

麻 木

○奉天铁岭傅光德夫人，年二十余。夏日当窗寝而受风，觉半身麻木，其麻木之边，肌肉消瘦，浸至其边手足若不随用。诊其脉，左部如常，右部似有郁象，而其麻木之边适在右，知其经络为风所袭不能宣通也。为疏方用生黄芪一两，当归八钱，羌活、知母、乳香、没药各四钱，全蝎二钱，全蜈蚣三条，煎汤服一剂见轻，又服两剂痊愈。（《医学衷中参西录·黄芪解》）

○又在奉天曾治一妇人，年近三旬，因夏令夜寝当窗，为风所袭，遂觉半身麻木，其麻木之边，肌肤消瘦，浸至其一边手足不遂，将成偏枯。其脉左部如常，右部则微弱无力，而麻木之边适在右。此因风袭经络，致其经络闭塞不相贯通也。不早祛其风，久将至于痿废。

为疏方用生箭芪二两，当归八钱（用当归者取其血活风自去也），羌活、知母、乳香、没药各四钱，全蝎二钱，全蜈蚣三条。煎服一剂即

见轻，又服数剂痊愈。此中风能成痿废之明征也。(《医学衷中参西录·论肢体痿废之原因及治法》)

破 伤 风

○ 表侄高淑言之族人，被人用枪弹击透手心，中风抽掣，牙关紧闭。自牙缝连灌药无效，势已垂危。从前，其庄有因破伤预防中风，服此方（加味玉屏风散：生箭芪一两、白术八钱、当归六钱、桂枝尖钱半、防风钱半、黄蜡三钱、生白矾一钱。主治破伤后预防中风，或已中风而瘛疭，或因伤后房事不戒以致中风。编者注）者，淑言见而录之。至此，淑言将此方授族人，一剂而愈（本案为他人所治，编者注）。(《医学衷中参西录·治内外中风方·加味玉屏风散》)

○ 又一人，被伤后，因房事不戒，中风抽掣，服药不效。友人毛仙阁治之，亦投以此汤（加味玉屏风散：生箭芪一两、白术八钱、当归六钱、桂枝尖钱半、防风钱半、黄蜡三钱、生白矾一钱。主治破伤后预防中风，或已中风而瘛疭，或因伤后房事不戒以致中风。编者注）而愈（本案为他人所治，编者注）。(《医学衷中参西录·治内外中风方·加味玉屏风散》)

中 毒

○ 有兄弟二人，其兄年近六旬，弟五十余。冬日畏寒，共处一小室中，炽其煤火，复严其户牖。至春初，二人皆觉胸中满闷，呼吸短气。盖因户牖不通外气，屋中氧气全被煤火着尽，胸中大气既乏氧气之助，又兼受炭气之伤，日久必然虚陷，所以呼吸短气也。因自觉满闷，医者不知病因，竟投以开破之药。迨开破益觉满闷，转以为药力未到，而益开破之。数剂之后，其兄因误治，竟至不起。其弟服药亦增剧，而犹可支持，遂延愚诊视。其脉微弱而迟，右部尤甚，自言心中发凉，少腹下坠作疼，呼吸甚觉努力。知其胸中大气下陷已剧，遂投以升陷汤〔生箭芪六钱、知母三钱、柴胡一钱五分、桔梗一钱五分、升麻一钱。气分虚极下陷者，酌加人参数钱，或再加山萸肉（去净核）数钱，以收敛气分之耗散，使升者不至复陷更佳。若大气下陷过甚，至少腹下坠，或更作疼者，宜将升麻改用钱半，或倍作二钱。主治胸中大气下陷，气短不足以息，或努力呼吸，有似乎喘；或气息将停，危在顷刻。编者注〕，升麻改用二钱，去知母，加干姜三钱。两剂，少腹即不下坠，呼吸亦顺。将方中升麻、柴胡、桔梗皆改用一钱，连服数剂而愈。

其处塾中教员黄鑫生，沧州博雅士也。闻愚论大气下陷之理，以为闻所未闻。遂将所用之方，录十余纸，详加诠解，遍寄其处之业医者。

或曰：室中有炉火，亦冬日卫生之道，据此案观之，炉火不可令旺乎？答曰：非也。按化学之理，炉火旺，则所出之气为氧二分碳一分，于人无损。若不旺，则所出之气为碳氧参半，转有损于人。是屋中炉火之热，固不可过度，然不可不旺也。特是火非氧气不着，人之呼吸，亦须臾不能离氧气。惟户牖能通外气，俾屋中之氧气，足供炉火与人呼吸之用而有余，人处其间，始能无病。不但此也，西人讲卫生者，恒移置病人于空气最佳之处。且细审其地点之空气，俾与所受之病，各有所宜，则病人居之，自易调治。吾中华卫生之道不讲，一有疾病，恐体弱不能禁风，必先致慎户牖。稍冷更炽其炉火，厚其帷幕。遇有急证险证，眷属戚友，更多卫侍看护。致令一室之中，皆炭气熏蒸，无病者且将有病，有病者何以能愈。是以愚生平临证，见病人之室安置失宜，必恳切告之。至无论有病无病，睡时喜以被蒙头，尤非所宜。试观中炭气者，其人恒昏不知人，气息欲无，急移置当风之处，得呼吸新鲜之空气，即渐苏醒，不可悟卫生之理乎。（《医学衷中参西录·治大气下陷方·升陷汤》）

左臂常热

〇安东友人刘仲友，年五十许。其左臂常觉发热，且有酸软之意。

医者屡次投以凉剂，发热如故，转觉脾胃消化力减少。后愚诊之，右脉和平如常，左脉微弱，较差于右脉一倍。询其心中不觉凉热，知其肝木之气虚弱，不能条畅敷荣，其中所寄之相火，郁于左臂之经络，而作热也。遂治以曲直汤（净萸肉一两、知母六钱、生乳香三钱、生没药三钱、当归三钱、丹参三钱。主治肝虚腿疼。编者注），加生黄芪八钱，佐萸肉以壮旺肝气（黄芪补肝气之理详前醒脾升陷汤下）；赤芍药三钱，佐当归、丹参诸药以流通经络。服两剂，左脉即见起，又服十剂痊愈（《医学衷中参西录·黄芪解》中也录有本案，编者注）。（《医学衷中参西录·治气血郁滞肢体疼痛方·曲直汤》）

坐时左半身常觉下坠

○ 黄芪试再以临证验之。邻村友人王桐轩之女郎，因怒气伤肝经，医者多用理肝之品，致肝经虚弱，坐时左半身常觉下坠，卧时不能左侧，诊其脉，左关微弱异常，遂重用生箭芪八钱以升补肝气，又佐以当归、萸肉各数钱，一剂知，数剂痊愈。（《医学衷中参西录·深研肝左脾右之理》）

第二节　妇科医案

月经量多

○ 本庄黄氏妇，年过四旬，因行经下血不止，彼时愚甫弱冠，为近在比邻，延为诊视，投以寻常治血崩之药不效，病势浸至垂危。后延邻村宿医高鲁轩，投以《傅青主女科》中治老妇血崩方，一剂而愈。其方系黄芪、当归各一两，桑叶十四片，煎汤送服三七细末三钱。

后愚用此方治少年女子血崩亦效，惟心中觉热，或脉象有热者，宜加生地黄一两（本案为他人所治，编者注）。（《医学衷中参西录·三七解》）

○ 鄂督王子春将军之如夫人，年十九岁，因疡子过痛，肝气不畅，经水行时多而且久，或不时涌下。前服逍遥、归脾等药，皆无效。诊其脉，左关尺及右尺皆浮弦，一息五至强。口干不思食，腰疼无力。乃血亏而有热也。遵将"女科调经门"安冲汤［炒白术六钱、生黄芪六钱、生龙骨（捣细）六钱、生牡蛎（捣细）六钱、大生地六钱、生杭芍三钱、海螵蛸（捣细）四钱、茜草三钱、川续断四钱。主治月经量多、崩漏、月经淋漓不断。编者注］去芪、术，加麦冬、霍石斛、香附米，俾服之。二剂血止，六剂后食量增加，口干腰疼皆愈。继将汤剂制作丸药，徐徐服之，月事亦从此调矣（本案为他人所治，编者注）。(《医学衷中参西录·宗弟相臣来函》)

○ 沈阳县尹朱公之哲嗣际生，愚之门生也。黎明时来院叩门，言其妻因行经下血不止，精神昏愦，气息若无。急往诊视，六脉不全仿佛微动，急用生黄芪、野台参、净萸肉各一两，煅龙骨、煅牡蛎各八钱，煎汤灌下，血止强半，精神见复，过数点钟将药剂减半，又加生怀山药一两，煎服痊愈。(《医学衷中参西录·黄芪解》)

月经淋漓不断

○ 天津赵稚堂君夫人，年四十余岁，行经过期不止，诸治不效，延弟诊视。见两部之脉皆微细无力，为开固冲汤（白术一两、生黄芪六钱、龙骨八钱、牡蛎八钱、山茱萸八钱、生杭芍四钱、海螵蛸四钱、茜草三钱、棕边炭二钱、五倍子五分。主治妇女血崩。编者注）原方予之，服数剂即全收功。因思如此年岁，血分又如此受伤，谅从此断生育矣。不意年余又产一子，安然无恙。盖因固冲汤止血兼有补血之功也（本案为他人所治，编者注）。(《医学衷中参西录·李曰纶来函》)

○ 一妇人，年三十余。夫妻反目，恼怒之余，经行不止，且又甚多。医者用十灰散加减，连服四剂不效。后愚诊视，其右脉弱而且濡。询其饮食多寡，言分毫不敢多食，多即泄泻。遂投以此汤［安冲汤：炒白术六钱、生黄芪六钱、生龙骨（捣细）六钱、生牡蛎（捣细）六钱、大生地六钱、生杭芍三钱、海螵蛸（捣细）四钱、茜草三钱、川续断四钱。主治月经量多、崩漏、月经淋漓不断。编者注］，去黄芪，将白术改用一两。一剂血止，而泻亦愈。又服一剂，以善其后。(《医学衷中参西录·治女科方·安冲汤》)

○友人刘干臣其长郎妇，经水行时，多而且久，淋漓八九日始断。数日又复如故。医治月余，初稍见轻，继又不愈。延愚诊视，观所服方，即此安冲汤［炒白术六钱、生黄芪六钱、生龙骨（捣细）六钱、生牡蛎（捣细）六钱、大生地六钱、生杭芍三钱、海螵蛸（捣细）四钱、茜草三钱、川续断四钱。主治月经量多、崩漏、月经淋漓不断。编者注］，去茜草、螵蛸。遂仍将二药加入，一剂即愈。又服一剂，永不反复。

干臣疑而问曰：茜草、螵蛸，治此证如此效验，前医何为去之？答曰：彼但知茜草、螵蛸能通经血，而未见《内经》用此二药雀卵为丸，鲍鱼汤送下，治伤肝之病，时时前后血也。故于经血过多之证，即不敢用。不知二药大能固涩下焦，为治崩之主药也。海螵蛸为乌贼鱼骨，其鱼常口中吐墨，水为之黑，故能补益肾经，而助其闭藏之用。(《医学衷中参西录·治女科方·安冲汤》)

○又治邻村星马村刘氏妇，月信月余不止，病家示以前服之方，即拙拟安冲汤［炒白术六钱、生黄芪六钱、生龙骨（捣细）六钱、生牡蛎（捣细）六钱、大生地六钱、生杭芍三钱、海螵蛸（捣细）四钱、茜草三钱、川续断四钱。主治月经量多、崩漏、月经淋漓不断。编者注］去海螵蛸、茜草也，遂于原方中加此二药，服一剂即愈。俾再服一剂以善其后。病家因疑而问曰："所加之药如此效验，前医者如何去之？"答曰："此医者转是细心人，彼盖见此二药有能消癥瘕之说，因此生疑，而平素对于此二药又无确实经验，是以有此失也。"(《医学衷中参西录·海螵蛸茜草解》)

月经未来

○ 又治一妇人，十七岁，自二七出嫁，未见行经。先因腹胁作疼求为诊治，投以活络效灵丹（当归五钱、丹参五钱、生明乳香五钱、生明没药五钱。若为散，一剂分作四次服，温酒送下。主治气血凝滞，疮痫癥瘕，心腹疼痛，腿疼臂疼，内外疮疡，一切脏腑积聚，经络湮淤。编者注）。**继欲调其月事，投以理冲汤**（生黄芪三钱、党参二钱、於术二钱、生山药五钱、天花粉四钱、知母四钱、三棱三钱、莪术三钱、生鸡内金三钱。主治妇女经闭不行或产后恶露不尽，结为癥瘕，以致阴虚作热，阳虚作冷，食少痨嗽，虚证杳来。并治男子痨瘵，一切脏腑癥瘕、积聚、气郁、脾弱、满闷、痞胀、不能饮食。编者注）三剂，月经亦通，三日未止。犹恐盛血未化，改用王清任少腹逐瘀汤，亦三剂，其人从此月事调顺，身体强壮矣（本案为他人所治，编者注）。（《医学衷中参西录·宾仙园来函》）

闭   经

○ 后治一少妇，信水数月不行，时作寒热，干嗽连连，且兼喘逆，胸膈满闷不思饮食，脉数几至七至。治以有丹参原方不效，遂以赭石易丹参，一剂嗽与喘皆愈强半，胸次开通，即能饮食。又服数剂，脉亦和缓。共服二十剂，诸病痊愈。后凡治妇女月闭血枯，浸至痨嗽，或兼满闷者，皆先投以此汤。俾其饮食增加，身体强壮，经水自通。间有瘀血暗阻经道，或显有癥瘕可据者，继服拙拟理冲汤（生黄芪三钱、党参二钱、於术二钱、生山药五钱、天花粉四钱、知母四钱、三棱三钱、莪术三钱、生鸡内金三钱。主治闭经、癥瘕、气郁、脾弱、满闷、痞胀、不能饮食。编者注）丸（皆在三期八卷），以消融之，则妇女无难治之病矣。（《医学衷中参西录·治阴虚劳热方·醴泉饮》）

痛　经

○ 在妇女又恒有行经时腰疼者。

又尝治一妇，每当行经之时腰疼殊甚，诊其脉气分甚虚，于四物汤中加黄芪八钱，服数剂而疼愈。(《医学衷中参西录·肢体疼痛门·腰疼》)

○ 又治一妇人行经腰疼且兼腹疼，其脉有涩象，知其血分瘀也。治以当归、生鸡内金各三钱，生明没药、生五灵脂、生箭芪、天花粉各四钱，连服数剂痊愈。(《医学衷中参西录·论腰疼治法》)

○ 曾治一人，年过三旬，居恒呼吸觉短气，饮食似畏寒凉。当行经时觉腰际下坠作疼。其脉象无力，至数稍迟。知其胸中大气虚而欲陷，是以呼吸气短，至行经时因气血下注大气亦随之下陷，是以腰际觉下坠作疼也。为疏方用生箭芪一两，桂枝尖、当归、生明没药各三钱。连服七八剂，其病遂愈。(《医学衷中参西录·论腰疼治法》)

崩　漏

○ 女子血崩，因肾脏气化不固，而冲任滑脱也。曾拟有固冲汤（白术一两、生黄芪六钱、龙骨八钱、牡蛎八钱、山茱萸八钱、生杭芍四钱、海螵蛸四钱、茜草三钱、棕边炭二钱、五倍子五分。主治妇女血崩。编者注），脉象热者加大生地一两；凉者加乌附子二钱；大怒之后，因肝气冲激血崩者，加柴胡二钱。若服两剂不愈，去棕边炭，加真阿胶五钱，另炖同服。服药觉热者宜酌加生地。

有用此方嫌螵蛸、茜草有消瘀之力，而减去之者，服药数剂无效，求愚为之诊治。俾服原方（固冲汤：白术一两、生黄芪六钱、龙骨八钱、牡蛎八钱、山茱萸八钱、生杭芍四钱、海螵蛸四钱、茜草三钱、棕边炭二钱、五倍子五分。主治妇女血崩。编者注），一剂而愈。

医者与病家，皆甚诧异。愚曰：海螵蛸即乌贼骨。茜草即芦茹（《诗经》作茹芦)。《内经》四乌贼骨一芦茹丸，以雀卵鲍鱼汤送下，原治伤肝之病，时时前后血。固冲汤中用此，实遵《内经》之旨也。

按：此方肝气冲者，宜加柴胡；即非肝气冲者，亦可加柴胡。(《医学衷中参西录·论血崩治法》)

○ 斯年初秋，佃户李姓之女，年十七岁，下血不止，面唇皆白，六脉细数。治以安冲汤［炒白术六钱、生黄芪六钱、生龙骨（捣细）六钱、生牡蛎（捣细）六钱、大生地六钱、生杭芍三钱、海螵蛸（捣细）四钱、茜草三钱、川续断四钱。主治月经量多、崩漏、月经淋漓不断。编者注］，重用山萸肉，三剂而愈(本案为他人所治，编者注)。(《医学衷中参西录·孙香荪来函》)

○ 天津二区，徐姓妇人，年十八岁，得血崩证。

［病因］家庭不和，激动肝火，因致下血不止。

［证候］初时下血甚多，屡经医治，月余血虽见少，而终不能止。脉象濡弱，而搏近五至。呼吸短气，自觉当呼气外出之时，稍须努力，不能顺呼吸之自然，过午潮热，然不甚剧。

［诊断］此胸中大气下陷，其阴分兼亏损也。为其大气下陷，所以呼气努力，下血不止。为其阴分亏损，所以过午潮热。宜补其大气，滋其真阴，而兼用升举固涩之品方能治愈。

［处方］生箭芪一两、白术（炒）五钱、大生地一两、龙骨（煅捣）一两、牡蛎（煅捣）一两、天花粉六钱、苦参四钱、黄柏四钱、柴胡三钱、海螵蛸（去甲）三钱、茜草二钱，西药麦角中者一个，搀乳糖五分。

共研细，将中药煎汤两大盅，分两次服，麦角末亦分两次送服。

［效果］煎服一剂，其血顿止，分毫皆无，短气与潮热皆愈。再为开调补气血之剂，俾服数剂以善其后。(《医学衷中参西录·妇女科·血崩证》)

○ 同庄刘氏妇，四十许，辍然下血甚剧，半日之间气息奄奄不省人事。求为诊治，时愚他出，小儿荫潮往视之，其左脉三部皆不见，右寸微见，如水上浮麻，莫辨至数，观其形状，呼吸不能外出，知其胸中大气下陷也。急用生黄芪一两，大火煎数沸灌之，迟须臾再诊其脉六部皆出，微细异常，血仍未止。投以固冲汤（白术一两、生黄芪六钱、龙骨八钱、牡蛎八钱、山茱萸八钱、生杭芍四钱、海螵蛸四钱、茜草三钱、棕边炭二钱、五倍子五分。主治妇女血崩。编者注）原方，将方中黄芪改用一两，一剂痊愈。(《医学衷中参西录·黄芪解》)

〇 小儿荫潮在京，曾治广西黄姓妇人，患血崩甚剧。投以固冲汤（白术一两、生黄芪六钱、龙骨八钱、牡蛎八钱、山茱萸八钱、生杭芍四钱、海螵蛸四钱、茜草三钱、棕边炭二钱、五倍子五分。主治妇女血崩。编者注）未效。遂加柴胡二钱，助黄芪以升提气化，服之即愈。因斯知病非由于肝气冲者，亦宜加柴胡于方中也（本案为他人所治，编者注）。(《医学衷中参西录·论血崩治法》)

〇 忆在籍时，曾治沧州董姓妇人，患血崩甚剧。其脉象虚而无力，遂重用黄芪、白术，辅以龙骨、牡蛎、萸肉诸收涩之品，服后病稍见愈，遂即原方加海螵蛸四钱、茜草二钱，服后其病顿愈，而分毫不见血矣。愚于斯深知二药止血之能力，遂拟得安冲汤［炒白术六钱、生黄芪六钱、生龙骨（捣细）六钱、生牡蛎（捣细）六钱、大生地六钱、生杭芍三钱、海螵蛸（捣细）四钱、茜草三钱、川续断四钱。主治月经量多、崩漏、月经淋漓不断。编者注］、固冲汤（白术一两、生黄芪六钱、龙骨八钱、牡蛎八钱、山茱萸八钱、生杭芍四钱、海螵蛸四钱、茜草三钱、棕边炭二钱、五倍子五分。主治妇女血崩。编者注）二方，于方中皆用此二药，登于处方编中以公诸医界。(《医学衷中参西录·海螵蛸茜草解》)

倒 经

〇 曾治一室女，倒经年余不愈，其脉象微弱。投以此汤（加味麦门冬汤：麦门冬五钱、野台参四钱、清半夏三钱、生山药四钱、生杭芍三钱、丹参三钱、甘草二钱、生桃仁二钱、大枣三枚。主治倒经。编者注），服药后甚觉短气。再诊其脉，微弱益甚。自言素有短气之病，今则益加重耳。恍悟其胸中大气，必然下陷，故不任半夏之降也。遂改用拙拟升陷汤（生黄芪六钱、知母三钱、柴胡一钱五分、桔梗一钱五分、升麻一钱；主治胸中大气下陷，气短不足以息。编者注），连服十剂。短气愈，而倒经之病亦愈。（《医学衷中参西录·治女科方·加味麦门冬汤》）

○ 又一少妇，倒经半载不愈。诊其脉微弱而迟，两寸不起，呼吸自觉短气，知其亦胸中大气下陷。亦投以升陷汤（生黄芪六钱、知母三钱、柴胡一钱五分、桔梗一钱五分、升麻一钱；主治胸中大气下陷，气短不足以息。编者注），连服数剂，短气即愈。身体较前强壮，即停药不服。其月经水即顺，逾十月举男矣。

或问：倒经之证，既由于冲气、胃气上逆，大气下陷者，其气化升降之机正与之反对，何亦病倒经乎？答曰：此理甚微奥，人之大气，原能斡旋全身，为诸气之纲领。故大气常充满于胸中，自能运转胃气使之下降，镇摄冲气使不上冲。大气一陷，纲领不振，诸气之条贯多紊乱，此乃自然之理也。是知冲气、胃气之逆，非必由于大气下陷，而大气下陷者，实可致冲胃气逆也。致病之因既不同，用药者岂可胶柱鼓瑟哉。（《医学衷中参西录·治女科方·加味麦门冬汤》）

○ 至于妇女倒经之证，每至行经之期，其血不下行而上逆作吐衄者，宜治以四物汤去川芎，加怀牛膝、生赭石细末，先期连服数剂可愈。然其证亦间有因气陷者，临证时又宜细察。

曾治一室女吐血，及一少妇衄血，皆系倒行经证，其脉皆微弱无力，气短不足以息，少腹时有气下堕，皆治以他止血之药不效，后再三斟酌，皆投以升陷汤（生黄芪六钱、知母三钱、柴胡一钱五分、桔梗一钱五分、升麻一钱；主治胸中大气下陷，气短不足以息。编者注），先期连服，数日痊愈。总之，吐衄之证，大抵皆因热而气逆，其因凉气逆者极少，即兼冲

气肝气冲逆，亦皆挟热，若至因气下陷致吐衄者，不过千中之一二耳。（《医学衷中参西录·论吐血衄血之原因及治法》）

热入血室

○ 又在辽宁曾治一妇人，寒热往来，热重寒轻，夜间恒作谵语，其脉沉弦有力。因忆《伤寒论》，谓妇人热入血室证，昼日明了，暮则谵语，如见鬼状。遂细询之，因知其初受外感三四日，月信忽来，至月信断后遂变斯证。据所云云，知确为热入血室，是以其脉沉弦有力也。遂为开小柴胡原方，将柴胡减半，外加生黄芪二钱、川芎钱半，以升举其邪之下陷，更为加生石膏两半，以清其下陷之热，将小柴胡如此变通用之，外感之邪虽深陷，实不难逐之使去矣。将药煎服一剂，病愈强半，又服一剂痊愈。

按：热入血室之证，其热之甚者，又宜重用石膏二三两以清其热，血室之中，不使此外感之热稍有存留始无他虞。愚曾治有血室溃烂脓血者数人，而究其由来，大抵皆得诸外感之余，其为热入血室之遗恙可知矣。盖当其得病之初，医者纵知治以小柴胡汤，其遇热之剧者，不知重用石膏以清血室之热，遂致酿成危险之证，此诚医者之咎也。医界有治热入血室之证者，尚其深思愚言哉。（《医学衷中参西录·论小柴胡汤证》）

带 下 病

○ 邑北境大仁村刘氏妇，年二十余，身体羸弱，心中常觉寒凉，下白带甚剧，屡治不效，脉甚细弱，左部尤甚。投以生黄芪、生牡蛎各八钱，干姜、白术、当归各四钱，甘草二钱，数剂痊愈。盖此证因肝气太虚，肝中所寄之相火亦虚，因而气化下陷，湿寒下注而为白带。故重用黄芪以补肝气，干姜以助相火，白术扶土以胜湿，牡蛎收涩以固下，更加以当归之温滑，与黄芪并用，则气血双补，且不至有收涩太过之弊（在下者引而竭之），甘草之甘缓，与干姜并用，则热力绵长，又不至有过热僭上之患，所以服之有捷效也。(《医学衷中参西录·黄芪解》)

胎　漏

○ 黄芪升补之力，尤善治流产崩滞。

县治西傅家庄王耀南夫人，初次受妊，五月滑下，二次受妊至六七月时，觉下坠见血。时正为其姑治病，其家人仓猝求为治疗，急投以生黄芪、生地黄各二两，白术、净萸肉、煅龙骨、煅牡蛎各一两，煎汤一大碗顿服之，胎气遂安；又将药减半，再服一剂以善其后。至期举一男，强壮无恙(《医学衷中参西录·治女科方·寿胎丸》也录入本案。编者注)。(《医学衷中参西录·黄芪解》)

产后出血

○ 一妇人，年二十余。小产后数日，恶露已尽，至七八日，忽又下血。延医服药，二十余日不止。诊其脉洪滑有力，心中热而且渴。疑其夹杂外感，询之身不觉热，又疑其血热妄行，遂将方中生地改用一两，又加知母一两，服后血不止，而热渴亦如故。因思此证，实兼外感无疑。遂改用白虎加人参汤，以山药代粳米。方中石膏重用生者三两。煎汤两盅，分两次温饮下。外感之火遂消，血亦见止。仍与安冲汤一剂〔炒白术六钱、生黄芪六钱、生龙骨（捣细）六钱、生牡蛎（捣细）六钱、大生地六钱、生杭芍三钱、海螵蛸（捣细）四钱、茜草三钱、川续断四钱。主治月经量多、崩漏、月经淋漓不断。编者注〕，遂痊愈。又服数剂，以善其后。(《医学衷中参西录·治女科方·安冲汤》)

○ 天津河东十字街东，李氏妇，年近四旬，得产后下血证。

［**病因**］身形素弱，临盆时又劳碌过甚，遂得斯证。

［**证候**］产后未见恶露，纯下鲜血。屡次延医服药血终不止。及愚诊视，已二十八日矣。其精神衰惫，身体羸弱，周身时或发灼，自觉心中怔忡莫支。其下血剧时腰际疼甚，呼吸常觉短气，其脉左部弦细，右部沉虚，一分钟八十二至。

［**诊断**］即此脉证细参，当系血下陷气亦下陷。从前所服之药，但知治血，不知治气，是以屡次服药无效。此当培补其气血，而以收敛固涩之药佐之。

［**处方**］生箭芪一两、当归身一两、生怀地黄一两、净萸肉八钱、生龙骨（捣碎）八钱、桑叶十四片、广三七（细末）三钱。

药共七味，将前六味煎汤一大盅，送服三七末一半，至煎渣再服时，仍送服其余一半。

［**方解**］此乃傅青主治老妇血崩之方。愚又为之加生地黄、萸肉、龙骨也。其方不但善治老妇血崩，即用以治少年者亦效。初但用其原方，后因治一壮年妇人患血崩甚剧，投以原方不效，且服药后心中觉热，遂即原方为加生地黄一两则效。从此，愚再用其方时，必加生地黄一两，以济黄芪之热，皆可随手奏效。今此方中又加萸肉、龙骨者，因其下血既久，下焦之气化不能固摄，加萸肉、龙骨所以固摄下焦之气化也。

复诊 服药两剂，下血与短气皆愈强半，诸病亦皆见愈，脉象亦有起色。而起坐片时自觉筋骨酸软，此仍宜治以培补气血，固摄下焦气化，兼壮筋骨之剂。

［**处方**］生箭芪一两、龙眼肉八钱、生怀地黄八钱、净萸肉八钱、胡桃肉五钱、北沙参五钱、升麻一钱、鹿角胶三钱。

药共八味，将前七味煎汤一大盅，鹿角胶另炖化兑服。方中加升麻者，欲以助黄芪升补气分使之上达，兼以升提血分使不下陷也。

三诊 将药连服三剂，呼吸已不短气，而血分则犹见少许，然非鲜血而为从前未下之恶露，此吉兆也。若此恶露不下，后必为恙。且又必须下净方妥，此当兼用化瘀之药以催之速下。

[处方] 生箭芪一两、龙眼肉八钱、生怀地黄八钱、生怀山药六钱、胡桃肉五钱、当归四钱、北沙参三钱、鹿角胶四钱、广三七（细末）三钱。

药共九味，先将前七味煎汤一大盅，鹿角胶另炖化兑汤药中，送服三七末一半，至煎渣再服时，仍将所余之鹿角胶炖化兑汤药中，送服所余之三七末。

[方解] 按此方欲用以化瘀血，而不用桃仁、红花诸药者，恐有妨于从前之下血也。且此方中原有善化瘀血之品，鹿角胶、三七是也。盖鹿角之性原善化瘀生新，熬之成胶其性仍在。前此之恶露自下，实多赖鹿角胶之力，今又助之以三七，亦化瘀血不伤新血之品。连服数剂，自不难将恶露尽化也。

[效果] 将药连服五剂，恶露下尽，病遂痊愈。(《医学衷中参西录·妇女科·产后下血》)

○ 又族姊适徐姓，年三十余。有妊流产，已旬日矣，忽然下血甚多，头晕腹胀，脉小无力。知为冲脉滑脱之征。予以《衷中参西录》固冲汤（白术一两、生黄芪六钱、龙骨八钱、牡蛎八钱、山茱萸八钱、生杭芍四钱、海螵蛸四钱、茜草三钱、棕边炭二钱、五倍子五分。主治妇女血崩。编者注），加柴胡钱半、归身二钱，服药三剂即止。俾继服坤顺至宝丹以善其后。(《医学衷中参西录·相臣哲嗣毅武来函》)

产后恶露不绝

○ 又天津张华亭君夫人，年二十四岁，因小产后血不止者绵延月余，屡经医治无效。诊其脉象，微细而数，为开固冲汤方（白术一两、生黄芪六钱、龙骨八钱、牡蛎八钱、山茱萸八钱、生杭芍四钱、海螵蛸四钱、茜草三钱、棕边炭二钱、五倍子五分。主治妇女血崩。编者注)。因其脉数,加生地一两。服药后,病虽见轻,而不见大功。反复思索,莫得其故。细询其药价过贱,忽忆人言此地药房所鬻黄芪,有真有假,今此方无显著之功效,或其黄芪过劣也。改用口黄芪,连服两剂痊愈。由斯知药物必须地道真正方效也(本案为他人所治,编者注)。(《医学衷中参西录·李曰纶来函》)

产后发热

○ 同邑赵姓之妇,因临盆用力过甚,产后得寒热证,其家人为购生化汤二剂服之病顿愈。盖其临盆努力之时,致上焦清阳下陷,故产后遂发寒热,至服生化汤(当归、川芎、桃仁、炮干姜、甘草。编者注)而愈者,全赖川芎升举清阳之力也。

旬余寒热又作,其叔父景山知医,往省视之,谓系产后瘀血为恙又兼受寒,于活血化瘀药中,重加干姜。数剂后,寒热益甚,连连饮水,不能解渴。当时仲夏,身热如炙,又复严裹厚被,略以展动即觉冷气侵肤。后仆诊视,左脉沉细欲无,右脉沉紧皆有数象,知其上焦清阳之气下陷,又为热药所伤也。从前服生化汤,借川芎升举之力而暂愈,然川芎能升举清阳,实不能补助清阳之气使之充盛,是以愈而又反复也。为疏方黄芪、玄参各六钱,知母八钱(时已弥月,故可重用凉药),柴胡、桔梗各钱半,升麻一钱,一剂而寒热已,又少为加减,服数剂痊愈。由是观之,川芎亦产后之要药也。吴鞠通、王士雄之言皆不可奉为定论。惟发热汗多者,不宜用耳。至包氏所定生化汤,大致亦顺适。惟限于四点钟内服完三剂,未免服药过多。每次冲入绍酒一两,其性过热,又能醉人,必多有不能任受者。仆于妇人产后用生化汤原方,加生怀山药数钱,其大便难者,加阿胶数钱,俾日服一剂,连服三日停止,亦必不至有产后病也。(《医学衷中参西录·诊余随笔·答王兰远问时方生化汤》)

产后汗证

○ 一妇人，产后四五日，大汗淋漓，数日不止，形势危急，气息奄奄，其脉微弱欲无。同其短气乎？心中怔忡且发热乎？病人不能言而颔之。知其大气下陷，不能吸摄卫气，而产后阴分暴虚，又不能维系阳分，故其汗若斯之脱出也。遂用生黄芪六钱，玄参一两，山萸肉（去净核）、生杭芍各五钱，桔梗二钱，一剂汗减，又服两剂，诸病皆愈。从前六七日未大便，至此大便亦通（《医学衷中参西录·黄芪解》中也录入本案。编者注）。（《医学衷中参西录·治大气下陷方·升陷汤》）

产后小便不利

○ 一妇人，产后小便不利，遣人询方。俾用生化汤加白芍，治之不效，复来询方。言有时恶心呕吐，小便可通少许。愚恍悟曰：此必因产时努力太过，或撑挤太甚，以致胞系了戾，是以小便不通。恶心呕吐，则气机上逆，胞系有提转之势，故小便可以稍通也。遂为拟此汤（升麻黄芪汤：生黄芪五钱、当归四钱、升麻二钱、柴胡二钱。主治小便滴沥不通。偶因呕吐咳逆，或侧卧欠伸，可通少许，此转胞也。用升提药，提其胞而转正之，胞系不了戾，小便自利。编者注），一剂而愈（《医学衷中参西录·黄芪解》也录入本案。编者注）。

三焦之气化不升则不降。小便不利者，往往因气化下陷，郁于下焦，滞其升降流行之机也。故用一切利小便之药不效，而投以升提之药恒多奇效。是以拙拟此汤，不但能治转胞，并能治小便癃闭也。（《医学衷中参西录·治癃闭方·升麻黄芪汤》）

产后积聚

○ 邑城西韩家庄，韩氏妇，年三十六岁，得产后癥瘕证。

［**病因**］生产时恶露所下甚少，未尝介意，迟至半年遂成癥。

［**证候**］初因恶露下少，弥月之后渐觉少腹胀满。因系农家，时当麦秋忙甚，未暇延医服药。又迟月余则胀而且疼，始服便方数次皆无效。后则疼处按之觉硬，始延医服药，延医月余，其疼似减轻而硬处转见增大，月信自产后未见。诊其脉左部沉弦，右部沉涩，一息近五至。

［**诊断**］按生理正则，产后两月，月信当见；有孩吃乳，至四月亦当见矣。今则已半载月信未见，因其产后未下之恶露，结癥于冲任之间，后生之血遂不能下为月信，而尽附益于其上，俾其日有增长，是以积久而其硬处益大也。是当以消癥之药消之，又当与补益之药并用，使之消癥而不至有伤气化。

［**处方**］生箭芪五钱、天花粉五钱、生怀山药五钱、三棱三钱、莪术三钱、当归三钱、白术二钱、知母二钱、生鸡内金（黄色的捣）二钱、桃仁（去皮）二钱。

共煎汤一大盅，温服。

复诊 将药连服六剂，腹已不疼，其硬处未消，按之觉软，且从前食量减少，至斯已复其旧。其脉亦较前舒畅，遂即原方为之加减俾再服之。

［**处方**］生箭芪五钱、天花粉五钱、生怀山药四钱、三棱三钱、莪术三钱、怀牛膝三钱、野党参三钱、知母三钱、生鸡内金（黄色的捣）二钱、生水蛭（捣碎）二钱。

共煎汤一大盅，温服。

［**效果**］将药连服十五六剂（随时略有加减），忽下紫黑血块若干，病遂痊愈。

［**说明**］妇女癥瘕治愈者甚少，非其病之果难治也。《金匮》下瘀血汤，原可为治妇女癥之主方。特其药性猛烈，原非长服之方。于癥初结未坚硬者，服此药两三次或可将病消除。若至累月累年，癥结如铁石，必须久服，方能奏效者，下瘀血汤原不能用。乃医者亦知下瘀血汤不可

治坚结之癥瘕，遂改用桃仁、红花、丹参、赤芍诸平和之品；见其瘕处作疼，或更加香附、延胡、青皮、木香诸理气之品，如此等药用之以治坚结之癥瘕，可决其虽服至百剂，亦不能奏效。然仗之奏效则不足，伤人气化则有余。若视为平和而连次服之，十余剂外人身之气化即暗耗矣。此所以治癥瘕者十中难愈二三也。若拙拟之方其三棱、莪术、水蛭，皆为消癥瘕专药。即鸡内金人皆用以消食，而以消癥瘕亦甚有力。更佐以参、术诸补益之品，则消癥瘕诸药不虑其因猛烈而伤人。且又用花粉、知母以调剂补药之热，牛膝引药下行以直达病所，是以其方可久服无弊。而坚结之癥瘕即可徐徐消除也。至于水蛭必生用者，理冲丸后论之最详。且其性并不猛烈过甚，治此证者，宜放胆用之以挽救人命。（《医学衷中参西录·妇女科·产后癥瘕》）

乳　痈

○ 鸿宾旅馆主妇，产后乳上生痈，肿疼殊甚。延西医治不效，继延锡光诊治。其脓已成，用针刺之，出脓甚多，第二日已眠食俱安矣。至第三日，忽神昏不食，并头疼。其母曰：此昨日受风寒以致如此。诊其脉，微细若无，身无寒热，心跳，少腹微疼，知非外感，当系胸中大气下陷。投以《衷中参西录》升陷汤（生箭芪八钱、知母五钱、桔梗二钱、柴胡二钱、升麻钱半、生杭芍五钱、龙胆草二钱。编者注），两剂痊愈（本案为他人所治，编者注）。（《医学衷中参西录·王锡光来函》）

○ 民国十五年冬，河东友人翟桐生之令堂，乳部生疮，疼痛难忍，同事王德三君约往诊视。翟君言，昨日请医诊治，服药一剂，亦不觉如何，惟言誓不再服彼医方药。生诊视时，其脉左关弦硬，右寸独微弱，口不能言，气息甚微，病势已危险万分。生断为年高因病疮大气下陷。为开升陷汤（生黄芪六钱、知母三钱、柴胡一钱五分、桔梗一钱五分、升麻一钱；主治胸中大气下陷，气短不足以息。编者注），以升举其气，又加连翘、丹参诸药，以理其疮。

一剂能言。病人喜甚，非按原方再服一剂不可。后生又诊数次，即方略为加减，数服痊愈。后遇此证数次，亦皆用升陷汤加减治愈。

按：大气下陷之理，古今方书皆未发明，是以遇此证而误治者比比皆是。独我师本生平大慧力以发为大慈悲，拟得升陷汤诸方，能使大气之陷于九渊者可升至九天，虽病至垂危之候，服之皆立能回生，即拟之九还神丹，曷以过焉。凡医界同仁，志在活人者，可不于此诸方加之意乎（本案为他人所治，编者注）。（《医学衷中参西录·孙香荪来函》）

○ 又在德州时，有军官张宪宸夫人，患乳痈，肿疼甚剧，投以消肿、清火、解毒之品，两剂而愈。然犹微有疼时，怂恿其再服一两剂以消其芥蒂。以为已愈，不以为意，隔旬日又复肿疼，复求为治疗。愚曰：此次服药，不能尽消，必须出脓少许，因其旧有芥蒂未除，至今已溃脓也。后果服药不甚见效，遂入西人医院中治疗。旬日后其疮外破一口，医者用刀阔之，以期便于敷药。又旬日溃益甚，满乳又破七八个口，医者又欲尽阔之使通，病人惧不敢治，强出院还家，求治于愚。见其各口中皆脓乳并流，外边实不能敷药，然内服汤药助其肌肉速生，自能排脓外出，许以十日可为治愈。遂用生黄芪、花粉各五钱，生杭芍三钱，乳香、没药、丹参各二钱，俾煎汤服之，每日用药一剂，煎服二次，果十日痊愈。（《医学衷中参西录·黄芪解》）

阴　　挺

○ 一妇人，年三十余。患此证，用陈氏《女科要旨》治阴挺方，治之不效。因忆《傅青主女科》有治阴挺之方，其证得之产后，因平时过怒伤肝，产时又努力太过，自产门下坠一片，似筋非筋，似肉非肉，用升补肝气之药，其证可愈。遂师其意，为制此汤（升肝舒郁汤：生黄芪六钱、当归三钱、知母三钱、柴胡一钱五分、生明乳香三钱、生明没药三钱、川芎一钱五分。主治妇女阴挺，亦治肝气虚弱，郁结不舒。编者注）服之。数剂即见消，十剂痊愈。（《医学衷中参西录·治女科方·升肝舒郁汤》）

○ 一室女，年十五。因胸中大气下陷，二便觉常下坠，而小便尤甚。乃误认为小便不通，努力强便，阴中忽坠下一物，其形如桃，微露其尖，牵引腰际下坠作疼，夜间尤甚，剧时号呼不止。投以理郁升陷汤〔生黄芪六钱、知母三钱、当归身三钱、桂枝尖一钱半、柴胡钱半、乳香（不去油）三钱、没药（不去油）三钱。主治胸中大气下陷，又兼气分郁结，经络湮淤者。编者注〕，将升麻加倍，二剂疼止，十剂后，其物全消。盖理郁升陷汤，原与升肝舒郁汤（生黄芪六钱、当归三钱、知母三钱、柴胡一钱五分、生明乳香三钱、生明没药三钱、川芎一钱五分。主治妇女阴挺，亦治肝气虚弱，郁结不舒。编者注）相似也。（《医学衷中参西录·治女科方·升肝舒郁汤》）

○ 邑中友人邵俊卿，寄居津门，原非业医，而好观方书，于拙著《衷中参西录》尤喜阅之，其友家眷属有患此证者，屡延医治不效，因求治于俊卿。俊卿治以此方（升肝舒郁汤：生黄芪六钱、当归三钱、知母三钱、柴胡一钱五分、生明乳香三钱、生明没药三钱、川芎一钱五分。主治妇女阴挺，亦治肝气虚弱，郁结不舒。编者注），亦数剂即愈。后与愚觌面述之，以为奇异。盖此方虽皆为寻常药饵，而制方之意实甚周匝。方中黄芪与川芎、柴胡并用，补肝即以疏肝，而肝气之陷者可升；当归与乳香、没药并用，养肝即以调肝，而肝气之郁者可化，又恐黄芪性热，与肝中所寄之相火不宜，故又加知母之凉润滋阴者，与黄芪相济以解其热也。此方不惟治阴挺有特效，凡肝气郁而兼虚者，用之皆可奏效也。（《医学衷中参西录·答鲍槎法问女子阴挺治法》）

外阴如火炙

○ 奉天小北关袁姓少妇，小便处常若火炙，有时觉腹中之气下坠，则炙热益甚。诊其脉关前微弱，关后重按又似有力。其呼吸恒觉短气，心中时或发热。知其素有外感伏邪，久而化热；又因胸中大气下陷，伏邪亦随之下陷也。治以升陷汤（生黄芪六钱、知母三钱、柴胡一钱五分、桔梗一钱五分、升麻一钱；主治胸中大气下陷，气短不足以息。编者注）加生石膏八钱，后渐加至二两，服药旬日痊愈。(《医学衷中参西录·大气诠》)

第三节　儿科医案

温　病

○ 天津公安局科长康国屏之幼女小卿，年九岁，于孟秋得温病兼大气下陷。

[病因] 因得罪其母惧谴谪，藏楼下屋中，屋窗四敞，卧床上睡着，被风吹袭遂成温病。

[证候] 初得病时服药失宜，热邪内陷，神昏不语，后经中西医多位诊治二十余日，病益加剧，医者见病危已至极点，皆辞不治。继延愚为诊视，其两目上窜，几不见黑睛，精神昏愦，毫无知觉，身体颤动不安，时作噯声，其肌肤甚热，启其齿见其舌缩而干，苔薄微黄，偶灌以水或米汤犹知下咽，其气息不匀，间有喘时，其脉数逾六至，左部细而浮，不任重按，右部亦弦细，重诊似有力，大便旬日未行。

[诊断] 此外感之热久不退，灼耗真阴，以致肝脏虚损，木燥生风而欲上脱也。当用药清其实热，滋其真阴，而更辅以酸收敛肝之品，庶可救此极危之证。

[处方] 生石膏（轧细）二两、野台参三钱、生怀地黄一两、净萸肉一两、生怀山药六钱、甘草二钱；共煎汤两大盅，分三次温饮下，每次调入生鸡子黄一枚。

[方解] 此方即白虎加人参汤，以生地黄代知母，生山药代粳米，而又加萸肉也。此方若不加萸肉为愚常用之方，以治寒温证当用白虎加

人参汤而体弱阴亏者，今加萸肉借以收敛肝气之将脱也。至此方不用白虎汤加减，而必用白虎加人参为之加减者，因病至此际，非加人参于白虎汤中，不能退其深陷之热，复其昏愦之神明也。此理参观药物"人参解"后所附医案自明。

复诊 将药三次服完，目睛即不上窜，身体安稳不复颤动，噯声已止，气息已匀，精神较前明了而仍不能言，大便犹未通下，肌肤犹热，脉数已减，不若从前之浮弦，而右部重诊仍似有力，遂即原方略为加减，俾再服之。

[处方] 生石膏（轧细）两半、野台参三钱、生怀地黄一两、净萸肉六钱、天冬六钱、甘草二钱；共煎汤两盅，分两次温饮下，每次调入生鸡子黄一枚。

三诊 日服药一剂，连服两日，热已全退，精神之明了，似将复原，而仍不能言，大便仍未通下，间有努力欲便之象，遂用灌肠法以通其便。再诊其脉，六部皆微弱无力，知其所以不能言者，胸中大气虚陷，不能上达于舌本也。宜于大剂滋补药中，再加升补气分之品。

[处方] 生怀山药一两、大甘枸杞一两、沙参一两、天冬六钱、寸麦冬六钱、生箭芪三钱、野台参三钱、升麻一钱、桔梗一钱；共煎汤一盅半，分两次温服下。

[效果] 将药煎服两剂，遂能言语，因即原方去升麻减沙参之半，再加萸肉、生麦芽各三钱，再服数剂以善后。

[说明] 医者救危险将脱之证喜用人参，而喻嘉言谓气若上脱，但知重用人参转令人气高不返，必重用赭石辅之始能奏效，此诚千古不磨之论也。此方中之用人参原非用其救脱，因此证真阴大亏，惟石膏与人参并用，独能于邪火炽盛之时立复真阴，此白虎加人参汤之实用也。至于萸肉，其补益气分之力远不如参，而其挽救气分之上脱则远胜于参。诚以肝主疏泄，人之元气甚虚者，恒因肝之疏泄过甚而上脱，重用萸肉以敛肝使之不复疏泄，则元气之欲上脱者即可不脱，此愚屡次用之奏效

而确知其然者也。(《医学衷中参西录·温病门·温病兼大气下陷》)

○ 有外感之实热日久不退，致其人气血两亏，危险迫于目前，急救以白虎加人参汤，其病只愈一半，必继服他种补益之药始能痊愈者，今试详述一案以证明之。

一幼女年九岁，于季春上旬感受温病，医者以热药发之，服后分毫无汗，转觉表里大热，盖已成白虎汤证也。医者不知按方施治，迁延二十余日，身体尪羸，危险之征兆歧出，其目睛上窜，几至不见，筋惕肉瞤，周身颤动，时作嗳声，间有喘时，精神昏愦，毫无知觉，其肌肤甚热，启其齿见舌缩而干，苔薄微黄，其脉数逾六至，左部弦细而浮，不任重按，右部亦弦细而重诊似有力，大便旬日未行。此久经外感之热灼耗，致气血两虚，肝风内动，真阴失守，元气将脱之候也。宜急治以白虎加人参汤，再辅以滋阴固气之品，庶可救愈，特虑病状若此，汤药不能下咽耳。其家人谓偶与以勺水或米汤犹知下咽，想灌以药亦知下咽也，于斯遂为疏方。

[处方] 生石膏细末二两，野台参三钱，生怀山药六钱，生怀地黄一两，生净萸肉一两，甘草二钱，共煎汤两大盅，分三次温饮下。

按：此方即白虎加人参汤以生地黄代知母，生山药代粳米，而又加山萸肉也。此方若不加萸肉，为愚常用之方，以治寒温证当用白虎加人参汤而体弱阴亏者。今重加山萸肉一两者，诚以人当元气不固之时，恒因肝脏之疏泄而上脱，此证目睛之上窜，乃显露之征兆（当属于肝），重用萸肉以收敛肝脏之疏泄，元气即可不脱。且喻嘉言谓，上脱之证，若但知重用人参，转令人气高不返。重用萸肉为之辅弼，自无斯弊，可稳重建功。

将药三次服完，目睛即不上窜，身体安稳，嗳声已止，气息已匀，精神较前明了，而仍不能言，大便犹未通下，肌肤犹热，脉数已减，不若从前之浮弦，右部重诊仍似有力，遂即原方略为加减，俾再服之。

[第二方] 生石膏细末两半，野台参三钱，生怀地黄一两，生净萸肉六钱，天冬六钱，甘草二钱。煎汤两盅，分两次温饮下，每饮一次调入生鸡子黄一枚。

按：目睛已不上窜而犹用萸肉者，诚以此证先有噫气之病，是其气难于上达也。凡气之难于上达者，须防其大便通后气或下脱，故用萸肉以预防之。至于鸡子黄，化学家谓其含有副肾髓质，即善滋真阴，生用之又善润大便，是以加之。

此药日服一剂，服两日热已全退，精神之明了似将复原，而仍不能言，大便仍未通下，间有努力欲便之状。诊其脉热象已静且微弱，拟用灌肠法通其大便。先用野台参三钱，萸肉、天冬各四钱，煎汤服下；然后用灌肠法以通其大便。安然通下，仍不能言，细诊其脉微弱益甚，右部关前之脉几至不见。乃恍悟其所以不能言者，胸中大气下陷也，升补其胸中大气，使之上达于舌本必能言矣。

[第三方] 生箭芪三钱，野台参三钱，生怀山药一两，大甘枸杞一两，北沙参一两，天冬六钱，寸冬带心六钱，升麻一钱，桔梗钱半。共煎汤一盅半，分两次温服下。此方连服两剂，遂能言语，因方中重用滋阴之药以培养其精神，而精神亦复常矣。（《医学衷中参西录·续申白虎加人参汤之功用》）

呕 吐

○ 辽宁省公署科员侯寿平之幼子，年七岁，于季秋得慢脾风证。

[病因] 秋初病疟月余方愈，愈后觉左胁下痞硬，又屡服消瘀之品，致脾胃虚寒不能化食，浸至吐泻交作，兼发抽掣。

[证候] 日潮热，两颧发红，昏睡露睛，手足时作抽掣，剧时督脉紧而头向后仰（俗名角弓反张），无论饮食药物服后半点钟即吐出，且带出痰涎若干，时作泄泻，其脉象细数无力。

[诊断]疟为肝胆所受之邪，木病侮土，是以久病疟者多伤脾胃。此证从前之左胁下痞硬，脾因受伤作胀也。而又多次服消导开破之品，则中焦气化愈伤，以致寒痰留饮积满上溢，迫激其心肺之阳上浮，则面红外越而身热，而其病本实则凉也。其不受饮食者，为寒痰所阻也；其兼泄泻者，下焦之气化不固也；其手足抽掣者，血虚不能荣筋养肝，则肝风内动而筋紧缩也；抽掣剧时头向后仰者，不但督脉因寒紧缩，且以督脉与神经相连，督脉病而脑髓神经亦病，是以改其常度而妄行也。拟先用《福幼编》逐寒荡惊汤开其寒痰，俾其能进饮食斯为要务。

[处方]胡椒一钱、干姜一钱、肉桂一钱、丁香（十粒，四味共捣成粗渣）、高丽参一钱、甘草一钱。

先用灶心土三两煮汤澄清，以之代水，先煎人参、甘草七八沸，再入前四味同煎三四沸，取清汤八分杯，徐徐灌之。此方即逐寒荡惊汤原方加人参、甘草也。原方干姜原系炮用，然炮之则其气轻浮，辣变为苦，其开通下达之力顿减，是以不如生者。特是生用之则苛辣过甚，故加甘草和之，且能逗留干姜之力使绵长也。又加人参者，欲以补助胸中大气以运化诸药之力，仲师所谓大气一转，其结（即痰饮）乃散也。又此方原以胡椒为主，若遇寒痰过甚者，可用至钱半。又此物在药局中原系备药，陈久则力减，宜向食料铺中买之。

复诊　将药服后呕吐即止，抽掣亦愈，而潮热泄泻亦似轻减，拟继用《福幼编》中加味理中地黄汤，略为加减俾服之。

[处方]熟怀地黄五钱、生怀山药五钱、焦白术三钱、大甘枸杞三钱、野党参二钱、炙箭芪二钱、干姜二钱、生杭芍二钱、净萸肉二钱、肉桂（后入）一钱、红枣（掰开）三枚、炙甘草一钱、胡桃（用仁捣碎）一个。

共煎汤一大盅，分多次徐徐温服下。

[方解]此方之药为温热并用之剂，热以补阳，温以滋阴，病本寒凉是以药宜温热，而独杂以性凉之芍药者，因此证凉在脾胃，不在肝

胆，若但知暖其脾胃，不知凉其肝胆，则肝胆因服热药而生火，或更激动其所寄之相火，以致小便因之不利，其大便必益泄泻，芍药能凉肝胆，尤善利小便，且尤善敛阳气之浮越以退潮热，是以方中特加之也。

《福幼编》此方干姜亦系炮用，前方中之干姜变炮为生，以生者善止呕吐也。今呕吐已止，而干姜复生用者，诚以方中药多滞腻，犹恐因之生痰，以干姜生用之苛辣者开通之，则滞腻可化，而干姜苛辣过甚之性，即可因与滞腻之药并用而变为缓和，此药性之相合而化亦即相得益彰也。

又此方原亦用灶心土煎汤以之代水煎药，而此时呕吐已止，故可不用。然须知灶心土含碱质甚多，凡柴中有碱质者烧余其碱多归灶心土，是以其所煮之汤苦咸，甚难下咽，愚即用时恒以灶圹红土代之。且灶心土一名伏龙肝，而雷敩谓用此土勿误用灶下土，宜用灶额中赤土，此与灶圹中红土无异，愚从前原未见其说，后得见之，自喜拙见与古暗合也。

[**效果**] 将药连服两剂，潮热与泄泻皆愈，脉象亦较前有力。遂去白术，将干姜改用一钱，又服两剂痊愈。(《医学衷中参西录·痫痉癫狂门·慢脾风》)

惊　风

○己巳端阳前，友人黄文卿幼子，生六月，头身胎毒终未愈。禀质甚弱，忽肝风内动，抽掣绵绵不休。囟门微凸，按之甚软，微有赤色。指纹色紫为爪形。目睛昏而无神，或歪。脉浮小无根。此因虚气化不固，致肝阳上冲脑部扰及神经也。文卿云：此证西医已诿为不治，不知尚有救否？答曰：此证尚可为，听吾用药，当为竭力治愈。遂先用定风丹（生明乳香三钱、生明没药三钱、朱砂一钱、大蜈蚣一条、全蝎一钱。共为细末，每小儿哺乳时，用药分许，置其口中，乳汁送下，一日约服药五次。主治初生小儿绵风，其状逐日抽掣，绵绵不已，亦不甚剧。编者注）三分，水调灌下。继用生龙骨、生牡蛎、生石决明以潜其阳；钩藤钩、薄荷叶、羚羊角（锉细末三分）以息其风；生箭芪、生山药、山萸肉、西洋参以补其虚；清半夏、胆南星、粉甘草以开痰降逆和中。共煎汤多半杯，调入定风丹三分，频频灌之。二剂肝风止，又增损其方，四剂痊愈。

按：黄芪治小儿百病，明载《本经》。惟此方用之，微有升阳之嫌。然《神农本草经》又谓其主大风，肝风因虚内动者，用之即能息风可知。且与诸镇肝敛肝之药并用，若其分量止用二三钱，原有益而无损也。(《医学衷中参西录·治小儿风证方·定风丹》)

虚　损

〇一童子，年十三四，心身俱觉寒凉，饮食不化，常常短气，无论服何热药，皆分毫不觉热。其脉微弱而迟，右部兼沉。知其心肺阳分虚损，大气又下陷也。为制此汤（回阳升陷汤：生黄芪八钱、干姜六钱、当归身四钱、桂枝尖三钱、甘草一钱。主治心肺阳虚，大气又下陷者。编者注），服五剂，短气已愈，身心亦不若从前之寒凉。遂减桂枝之半，又服数剂痊愈。俾停药，日服生硫黄分许，以善其后（服生硫黄法在第八卷）。(《医学衷中参西录·治大气下陷方·回阳升陷汤》)

脱　肛

〇程姓男孩，年五岁，乳哺不足，脱肛近四载，医不能治。其面白神疲，身体孱弱，大肠坠出二寸许，用手塞入，旋又坠出，其脉濡弱无力，呼吸促短，状若不能接续。知其胸中大气下陷，下焦之气化因之不能固摄也。仿用《衷中参西录》升陷汤方（生黄芪六钱、知母三钱、柴胡一钱五分、桔梗一钱五分、升麻一钱；主治胸中大气下陷，气短不足以息。编者注），用生箭芪四钱，知母二钱，桔梗、柴胡、升麻各一钱，潞参、净黄肉各三钱，煎汤一盅，分两次温饮下。连服二剂，肛即收缩。乃减去升麻，再服三剂，痊愈（本案为他人所治，编者注）。（《医学衷中参西录·周禹锡来函》）

第四节　外科医案

疮　疡

○《本经》谓黄芪主久败疮，亦有奇效。奉天高等师范书记张纪三，年三十余。因受时气之毒，医者不善为之清解，转引毒下行，自脐下皆肿，继又溃烂，睾丸露出，少腹出孔五处，小便时五孔皆出尿。中西医者皆以为不可治，遂昇之至院中求为治疗，惴惴惟恐不愈。愚晓之曰：此证尚可为，非多服汤药，俾其自内长肉以排脓外出不可。为疏方：生黄芪、花粉各一两，乳香、没药、银花、甘草各三钱，煎汤连服二十余剂。溃烂之处，皆生肌排脓出外，结疤而愈，始终亦未用外敷生肌之药（《医学衷中参西录·致陆晋笙书》也录入本案。编者注）。（《医学衷中参西录·黄芪解》）

○继又实验三七之功能，直如神龙变化，莫可端倪。

丙寅季春，愚自沧州移居天津。有表侄刘骧如在津为德发米庄经理，其右腿环跳穴处肿起一块，大如掌，按之微硬，皮色不变，继则渐觉肿处骨疼，日益加重。及愚诊视时，已三阅月矣。愚因思其处正当骨缝，其觉骨中作疼者，必其骨缝中有瘀血也。俾日用三七细末三钱，分作两次服下。至三日，骨已不疼。又服数日，其外皮色渐红而欲腐。又数日，疮顶自溃，流出脓水若干，遂改用生黄芪、天花粉各六钱，当归、甘草各三钱，乳香、没药各一钱。连服十余剂，其疮自内生肌排脓外出，结痂而愈。

按：此疮若不用三七托骨中之毒外出，其骨疼不已，疮毒内陷，或成附骨疽为不治之证。今因用三七，不但能托骨中之毒外出，并能化疮中之毒使速溃脓（若早服三七并可不溃脓而自消），三七之治疮，何若斯之神效哉。因恍悟愚之右腮肿疼时，其肿疼原连于骨，若不服三七将毒托出，必成骨槽风证无疑也。由此知凡疮证之毒在于骨者，皆可用三七托之外出也。（《医学衷中参西录·论三七有殊异之功能》）

○ 邻村迟某，年四十许，当上脘处发疮，大如核桃，破后调治三年不愈。疮口大如钱，自内溃烂，循胁渐至背后，每日自背后排挤至疮口流出脓水若干。求治于愚，自言患此疮后三年未尝安枕，强卧片时，即觉有气起自下焦，上逆冲心。愚曰：此即子疮之病根也。俾用生芡实一两，煮浓汁送服生赭石细末五钱，遂可安卧。又服数次，彻夜稳睡。盖气上逆者乃冲气之上冲，用赭石以镇之，芡实以敛之，冲气自安其宅也。继用三期四卷活络效灵丹（当归、丹参、乳香、没药各五钱），加生黄芪、生赭石各三钱煎服，日进一剂，半月痊愈（《医学衷中参西录·治喘息方·参赭镇气汤》也录入本案。编者注）。（《医学衷中参西录·赭石解》）

○ 一人年二十余。因抬物用力过度，腰疼半年不愈。忽于疼处发出一疮，在脊梁之旁，微似红肿，状若覆盂，大径七寸。疡医以为腰疼半年，始现此疮，其根蒂必深而难治。且其内外发热，饮食懒进，舌苔黄厚，脉象滑数。知其证兼外感实热，投以白虎加人参汤，热退能食。数日，又复虚汗淋漓，昼夜不止，遂用龙骨、牡蛎（皆不用煅）、生杭芍、生山药各一两为方，两剂汗止。继治以清火、消肿、解毒之药，若拙拟消乳汤，去瓜蒌加金线重楼、三七（冲服）之类，更加鹿角霜钱许以引经。惟消乳汤以知母为君重八钱，兹则所用不过五六钱。外用五倍子、三七、枯矾、金线重楼、白及为末，以束其根；乳香、没药、雄黄、金线重楼、三七为末，以敷其顶，皆用醋调之。旬日疮消三分之二，其顶甚软。遂以乌金膏（以雄黄炒巴豆仁至黑色，研细，名乌金膏）调香油敷其软处。二日，疮破出稠脓若干。将此内托生肌散（生黄芪四两、甘草二两、生明乳香一两半、生明没药一两半、生杭芍二两、天花粉三两、丹参一两半。上七味共为细末，开水送服三钱，日三次。若将散剂变作汤剂，须先将花粉改用四两八钱，一剂分作八次煎服，较散剂生肌尤速。主治瘰疬疮疡破后，气血亏损不能化脓生肌，或其疮数年不愈，外边疮口甚小，里边溃烂甚大，且有串至他处不能敷药者。编者注）改作汤剂投之，外敷拙拟化腐生肌散。七八日间疮口长平，结痂而愈。自言其疮自始至终未尝觉疼，盖因用药节节得着也。然徒精外科者，又何能治此疮乎。

徐灵胎治疮最重围药。以围药束住疮根，不使毒势散漫，又能阻隔周身之热力不贯注于疮，则疮必易愈。愚治此疮所用束根之药，实师徐氏之意也。（《医学衷中参西录·治疮科方·内托生肌散》）

瘰疬

〇《证治全生集》中载，治一王姓媳，颈内瘰疬数个，两腋恶核三个，又大腿患一毒不作肿疼，百日余渐发大，形大如斗，按之如石，皮现青筋，常作抽疼。经治，数人皆称曰瘤。余曰：瘤乃软者，世无石硬之瘤，而此是石疽也。问可治否？答曰：初起时皆可消，日久发大，上现青筋纹，虽按之如故，然其根下已成脓矣，如偶作一抽之疼，乃有脓之证也。上现青筋者，其内已作黄浆可知。如上现小块高低如石岩者不治。如现红筋者，其内已通血海不治。倘生斑点即自溃之证，若溃即放血，三日内毙。今患处现青筋者，医至半软为半功，溃后脓浓厚，可冀收功也。遂外以鲜商陆捣涂，内服阳和汤，十日则一抽之疼止，十三剂里外作痒，十六剂顶软，十八剂连根皆软，其颈项之瘰疬两腋之恶核皆消。止剩石疽高起，内脓垂下。令服参一钱，因在筋络之处，先以银针刺穿，后以刀阔其口，以纸钉塞孔内。次日两次流水斗许，大剂滋补托里，则去人参倍增生黄芪，连服十剂亦见愈。适有伊戚亦外科家，令其芪、草换灸者，服不三日，四围发肿，内作疼痛。复延余治，仍令照前方服二十剂，外以阳和膏随其根盘贴满，独留疮口，且以布条紧束。人问因何用膏贴又加布束？答曰：凡属阴疽，外皮活，内膜生，开深伤膜，膜烂则无治。所出之脓在皮里膜外，仅似空弄，又不能以生肌药放入，故内服温补滋阴活血之剂，外贴活血温暖膏药，加之以紧束，使其皮膜相连，易于脓尽，且易于接连生肌。果束后数日，内腔浓厚，加参服两月收功。(《医学衷中参西录·治疮科方·内托生肌散》)

〇族侄女患此证，治数年不愈。为制此方（消瘰丸：煅牡蛎十两、生黄芪四两、三棱二两、莪术二两、朱血竭一两、生明乳香一两、生明没药一两、龙胆草二两、玄参三两、浙贝母二两。上药十味，共为细末，蜜丸，桐子大。每服三钱，用海带五钱，洗净切丝，煎汤送下，日再服。编者注），服尽一料而愈。

按：方书谓牡蛎左顾者佳，然左顾右顾辨之颇难。此物乃海中水气结成，亿万相连，或覆或仰，积聚如山，古人谓之蚝山。覆而生者其背凸，仍覆置之，视其头向左回者为左顾。仰而生者其背凹，仍仰置之，其头亦向左回者为右顾。若不先辨其覆与仰，何以辨其左右顾乎。然瘰疬在左边左顾者佳，若瘰疬在右边，用左顾者未必胜于右顾者也。

血竭，色赤味辣。色赤故入血分，味辣故入气分，其通气活血之效，实较乳香、没药为尤捷。诸家本草，未尝言其辣，且有言其但入血分者，皆未细心实验也。然此药伪者甚多，必未研时微带紫黑，若血干之色。研之红如鸡血，且以置热水中则溶化，须臾复凝结水底成块者，乃为真血竭。(《医学衷中参西录·治疮科方·消瘰丸》)

疝 气

〇陈邦启，天津盐道公署科员，年三十八岁，得大气下陷兼疝气证。

[**病因**] 初因劳心过度，浸觉气分不舒，后又因出外办事劳碌过

甚，遂觉呼吸短气，犹不以为意也。继又患疝气下坠作疼，始来寓求为延医。

[证候] 呼吸之际，常觉气短似难上达，劳动时则益甚。夜间卧睡一点钟许，即觉气分不舒，披衣起坐移时将气调匀，然后能再睡。至其疝气之坠疼，恒觉与气分有关，每当呼吸不利时，则疝气之坠疼必益甚。其脉关前沉而无力，右部尤甚，至数稍迟。

[诊断] 即此证脉参之，其呼吸之短气，疝气之下坠，实皆因胸中大气下陷也。盖胸中大气，原为后天生命之宗主（是以亦名宗气）以代先天元气用事，故能斡旋全身统摄三焦气化。此气一陷则肺脏之阖辟失其斡旋，是以呼吸短气，三焦之气化失其统摄，是以疝气下坠。斯当升补其下陷之大气，俾仍还其本位，则呼吸之短气，疝气之坠疼自皆不难愈矣。

[处方] 生箭芪六钱、天花粉六钱、当归三钱、荔枝核三钱、生明没药三钱、生五灵脂三钱、柴胡钱半、升麻钱半、小茴香（炒捣）一钱。

共煎汤一大盅，温饮下。

复诊 将药连服三剂，短气之病已大见愈，惟与人谈话多时，仍觉短气。其疝气已上升，有时下坠亦不作疼，脉象亦大有起色。此药已对证，而服药之功候未到也。爰即原方略为加减，俾再服之。

[处方] 生箭芪六钱、天花粉六钱、净萸肉四钱、当归三钱、荔枝核三钱、生明没药三钱、生五灵脂三钱、柴胡钱半、升麻钱半、广砂仁（捣碎）一钱。

共煎一大盅温服。

[效果] 将药连服四剂，呼吸已不短气，然仍自觉气分不足，疝气亦大轻减，犹未全消。遂即原方去萸肉，将柴胡、升麻皆改用一钱，又加党参、天冬各三钱，俾多服数剂以善其后。（《医学衷中参西录·气病门·大气陷兼疝气》）

痃癖

○ 一少年，因治吐血，服药失宜，痃癖结于少腹（在女子为癥瘕，在男子为痃癖），大如锦瓜。按之甚坚硬，其上相连有如瓜蔓一条，斜冲心口，饮食减少，形体羸弱。其脉微细稍数。治以此汤（理冲汤：生黄芪三钱、党参二钱、白术二钱、生山药五钱、天花粉四钱、知母四钱、三棱三钱、莪术三钱、生鸡内金三钱。用水三盅，煎至将成，加好醋少许，滚数沸服。服此汤十余剂后，虚证自退，三十剂后，瘀血可尽消。主治经闭或产后恶露不尽结为癥瘕、痨瘵、积聚、气郁、脾弱、满闷、痞胀。编者注)，服十余剂癖全消。(《医学衷中参西录·治女科方·理冲汤》)

狂犬咬伤

○ 曾治一媪，年六旬。其腿为狗咬破受风，周身抽掣。延一老医调治，服药十余日，抽掣愈甚。所用之药，每剂中皆有全蝎数钱，佐以祛风、活血、助气之药，仿佛此汤而独未用蜈蚣。遂为拟此汤（逐风汤：生箭芪六钱、当归四钱、羌活二钱、独活二钱、全蝎二钱、蜈蚣两条。主治中风抽掣及破伤后受风抽掣者。编者注)，服一剂而抽掣即止。又服一剂，永不反复（《医学衷中参西录·蜈蚣解》也录入本案。编者注）。

审斯，则蜈蚣逐风之力，原迥异于他药也。且其功效，不但治风也，愚于疮痈初起甚剧者，恒加蜈蚣于托药之中，莫不随手奏效。虽本草谓有坠胎之弊，而中风抽掣，服他药不效者，原不妨用。《内经》所谓"有故无殒，亦无殒也"。况此汤中，又有黄芪、当归以保摄气血，则用分毫何损哉。(《医学衷中参西录·治内外中风方·逐风汤》)